全国中等医药卫生职业教育"十二五"规划教材

固定义齿工艺技术

（供口腔修复工艺技术专业用）

总 主 编　牛东平(北京联袂义齿技术有限公司)

副总主编　原双斌(山西齿科医院)

主　　编　秦永生(山西齿科医院)

副 主 编　朱淑云(青岛卫生学校)

编　　委　(以姓氏笔画为序)

邢志鹏(山西联袂义齿技术有限公司)

邢启军(山东枣庄职业学院)

刘　钢(甘肃甘南州卫生学校)

刘建刚(山西省运城市口腔医院)

孙小菊(北京联袂义齿技术有限公司)

苏光伟(河南安阳职业技术学院)

李　鑫(山西联袂义齿技术有限公司)

杨亚茹(西安交通大学医学院卫生学校)

吴美贤(北京联袂义齿技术有限公司)

孟　琨(河南护理职业学院)

中国中医药出版社

·北 京·

图书在版编目（CIP）数据

固定义齿工艺技术/秦永生主编 . —北京：中国中医药
出版社，2014.11（2019.10重印）
全国中等医药卫生职业教育"十二五"规划教材
ISBN 978 - 7 - 5132 - 2063 - 7

Ⅰ. ①固… Ⅱ. ①秦… Ⅲ. ①义齿学 – 中等专业学校 –
教材 Ⅳ. ①R783. 6

中国版本图书馆 CIP 数据核字（2014）第 227237 号

中 国 中 医 药 出 版 社 出 版
北京经济技术开发区科创十三街31号院二区8号楼
邮政编码 100176
传真 010 64405750
保定市西城胶印有限公司印刷
各地新华书店经销

*

开本 787 × 1092 1/16 印张 13.75 字数 305 千字
2014 年 11 月第 1 版 2019 年 10 月第 3 次印刷
书 号 ISBN 978 - 7 - 5132 - 2063 - 7

*

定价 65. 00 元
网址 www. cptcm. com

如有印装质量问题请与本社出版部调换（010 64405510）

社长热线 010 64405720
购书热线 010 64065415 010 64065413
微信服务号 zgzyycbs
书店网址 csln. net/qksd/
官方微博 http：//e. weibo. com/cptcm

前　言

"全国中等医药卫生职业教育'十二五'规划教材"由中国职业技术教育学会教材工作委员会中等医药卫生职业教育教材建设研究会组织，全国120余所高等和中等医药卫生院校及相关医院、医药企业联合编写，中国中医药出版社出版。主要供全国中等医药卫生职业学校护理、助产、药剂、医学检验技术、口腔修复工艺专业使用。

《国家中长期教育改革和发展规划纲要（2010－2020年）》中明确提出，要大力发展职业教育，并将职业教育纳入经济社会发展和产业发展规划，使之成为推动经济发展、促进就业、改善民生、解决"三农"问题的重要途径。中等职业教育旨在满足社会对高素质劳动者和技能型人才的需求，其教材是教学的依据，在人才培养上具有举足轻重的作用。为了更好地适应我国医药卫生体制改革，适应中等医药卫生职业教育的教学发展和需求，体现国家对中等职业教育的最新教学要求，突出中等医药卫生职业教育的特色，中国职业技术教育学会教材工作委员会中等医药卫生职业教育教材建设研究会精心组织并完成了系列教材的建设工作。

本系列教材采用了"政府指导、学会主办、院校联办、出版社协办"的建设机制。2011年，在教育部宏观指导下，成立了中国职业技术教育学会教材工作委员会中等医药卫生职业教育教材建设研究会，将办公室设在中国中医药出版社，于同年即开展了系列规划教材的规划、组织工作。通过广泛调研、全国范围内主编遴选，历时近2年的时间，经过主编会议、全体编委会议、定稿会议，在700多位编者的共同努力下，完成了5个专业61本规划教材的编写工作。

本系列教材具有以下特点：

1. 以学生为中心，强调以就业为导向、以能力为本位、以岗位需求为标准的原则，按照技能型、服务型高素质劳动者的培养目标进行编写，体现"工学结合"的人才培养模式。

2. 教材内容充分体现中等医药卫生职业教育的特色，以教育部新的教学指导意见为纲领，注重针对性、适用性以及实用性，贴近学生、贴近岗位、贴近社会，符合中职教学实际。

3. 强化质量意识、精品意识，从教材内容结构、知识点、规范化、标准化、编写技巧、语言文字等方面加以改革，具备"精品教材"特质。

4. 教材内容与教学大纲一致，教材内容涵盖资格考试全部内容及所有考试要求的知识点，注重满足学生获得"双证书"及相关工作岗位需求，以利于学生就业，突出中等医药卫生职业教育的要求。

5. 创新教材呈现形式，图文并茂，版式设计新颖、活泼，符合中职学生认知规律及特点，以利于增强学习兴趣。

6. 配有相应的教学大纲，指导教与学，相关内容可在中国中医药出版社网站

（www.cptcm.com）上进行下载。本系列教材在编写过程中得到了教育部、中国职业技术教育学会教材工作委员会有关领导以及各院校的大力支持和高度关注，我们衷心希望本系列规划教材能在相关课程的教学中发挥积极的作用，通过教学实践的检验不断改进和完善。敬请各教学单位、教学人员以及广大学生多提宝贵意见，以便再版时予以修正，使教材质量不断提升。

中等医药卫生职业教育教材建设研究会
中国中医药出版社
2013 年 7 月

编写说明

　　本教材是全国中等医药卫生职业教育"十二五"规划教材之一，是在"以服务为宗旨，以岗位需求为导向"的精神指导下编写的。为使内容符合培养目标，我们注重了教材的三大特点：

　　1. 创新性

　　本教材对固定义齿工艺技术流程进行了全面的介绍。流程包括：印模→工作模型和代型→熔模技术→包埋、铸造技术→表面加工技术→瓷饰面技术六大工艺环节。在学习过程中，一方面使学生对固定义齿工艺技术流程有一个整体的概念；另一方面使学生在学习的过程中明确各流程处于工艺流程中的哪一个环节。

　　本教材将瓷饰面技术有关的内容合并为一章，避免了以往教材中关于烤瓷、全瓷、烤塑内容重叠、技术类同、篇幅零散的现状，使学生更好学、更好记、更利于操作。

　　2. 前瞻性

　　新的技术、新的材料、新的设备和工艺在发生着日新月异的变化。虽然我们重点讲述了传统义齿工艺技术流程，但是也对目前先进的激光焊接技术、CAD/CAM 技术进行了介绍。

　　3. 实用性

　　本教材把"基本的、成熟的"工艺技术内容写进去，同时拍摄了 500 多幅照片，使学生在理论知识的指导下，按照图示可以进行基本的操作。以表面加工技术一章为例：我们对表面加工的类型、影响切削加工效率和质量的因素、抛光、加工前的准备、加工程序都进行了详细的介绍，学生学起来会感觉知识点"有骨头有肉"。

　　同时，我们将理论与实践的比例提高到 1：4.5，使学生有大量的实践时间进行练习。

　　参加本教材编写的有秦永生、朱淑云、邢志鹏、邢启军、刘钢、刘建刚、孙小菊、李鑫、苏光伟、杨亚茹、吴美贤、盂琨。在编写过程中，得到各参编单位的大力支持和全体编者的通力合作，在此表示感谢。

　　在编写过程中，限于编者的水平，书中难免会有疏漏之处，恳请各院校同行和广大读者提出宝贵意见，以便再版时修订提高。

《固定义齿工艺技术》编委会

2014 年 7 月

目 录

第一章　固定义齿概述

 知识要点

本章主要介绍口腔固定义齿的种类及固定修复体应具备的条件，使学生对固定义齿有一个整体的认识，并对固定义齿的工艺技术流程进行了全面的介绍。

第一节　固定义齿的种类及其特点

一、嵌体

（一）定义

嵌体是一种嵌入牙体内部，用以恢复牙体缺损的形态和功能的修复体。是根据预先制备好的窝洞形状，利用不同的材料在口外制成与窝洞吻合的修复体，经口内试戴并调整合适后，用粘固剂粘着于窝洞内。

嵌体按使用的材料可分为金属嵌体、树脂嵌体、瓷嵌体等（图 1 - 1）。为了恢复患牙咬合关系，覆盖并高于𬌗面的嵌体，称为高嵌体（图 1 - 2）。

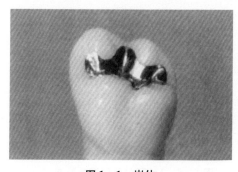

图 1 - 1　嵌体

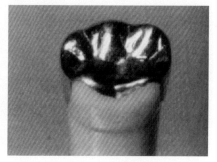

图 1 - 2　高嵌体

（二）嵌体洞形的基本形态

1. 箱状洞形

洞底平，侧壁平直，侧壁与洞底相垂直，点、线角清晰而圆钝，各侧壁之间相互平行。洞深一般大于 2mm，洞底位于牙本质上。箱状洞形是洞形中最基本的形态（图 1 − 3）。

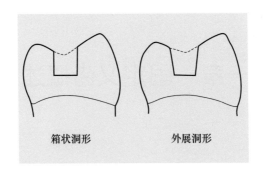

箱状洞形　　　　　外展洞形

图 1 − 3　箱状洞形与外展洞形

2. 外展洞形

以箱状洞形为基本形态，洞壁向𬌗面方向外展 2° ~ 5°（图 1 − 3）。该洞形易于摘戴嵌体。

二、冠

（一）部分冠

部分冠是覆盖于部分牙冠表面的固定修复体。

1. 3/4 冠

（1）定义　出于美观的因素，仅覆盖前牙牙冠的舌侧及近远中两个邻面的修复体，称为 3/4 冠。3/4 冠依靠预备在患牙上的邻面沟及切沟获得固位（图 1 − 4）。

（2）牙体预备形态　3/4 冠中具有代表性的牙体预备形态（图 1 − 5）

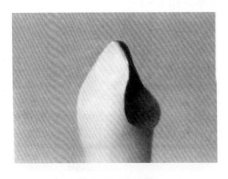

图 1 − 4　3/4 冠

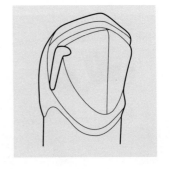

图 1 − 5　3/4 冠的牙体预备形态

（3）特点　从切端方向观察预备体，呈 U 字形，向舌向延伸。由于该修复体易向舌侧脱落，故应在两侧的邻面上预备邻沟，利用邻沟的抵抗力防止其向舌侧脱位（图 1 − 6）。邻沟的深度为 1mm，由切端向龈端逐渐变浅。两邻沟应相互平行，或稍向切端聚合 2° ~ 5°。邻沟的外形剖面呈半圆形，近切端稍宽于龈端，便于冠的就位。沟与邻面的线角应清晰而无明显棱角。因切缘的金属较薄，为增加强度，通常预备切沟。切沟位于切斜面的舌1/3与中1/3交界处，沟底顶角≤90°，沟的唇侧壁高度是舌侧壁的两倍，以保证唇侧少暴露金属，沟底位于牙本质层内。邻沟的切端与切沟两侧相互连接，构成三面环抱的形式以加强固位作用。

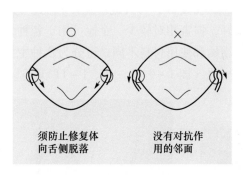

图1-6　邻沟的注意点

（4）作用

1）修复深覆𬌗、咬合紧、𬌗力大、超𬌗小的前牙邻面缺损或切角范围不大的缺损，不能或不适合做烤瓷冠、光固化罩面等修复者。

2）用于固定桥的固位体，基牙为活髓牙或不宜做其他固位体者。

3）用于牙周病矫形治疗的固定夹板。

2. 4/5冠

（1）定义　在后牙，除颊面外，覆盖患牙两侧邻面、舌面、𬌗面的修复体，称为4/5冠。固位方式与3/4冠相同，依靠两侧的邻面沟获得固位。适用于患牙颊面无牙体缺损，注重美观的患者（图1-7）。

（2）牙体预备形态　前磨牙4/5冠的牙体预备形态见图1-8。

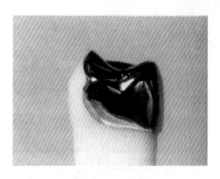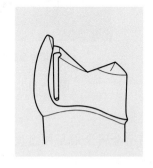

图1-7　4/5冠　　　　　　**图1-8　4/5冠的牙体预备形态**

（3）特点　与3/4冠相同，为防止修复体向舌侧脱位，通常在基牙的两侧邻面预备邻沟。

（4）作用

1）修复后牙牙体缺损并涉及𬌗面或个别牙尖及个别轴面的缺损。

2）恢复殆关系、邻接关系及预防牙体折裂。

3）用作固定桥的固位体及牙周病矫形治疗的固定夹板或咬合重建。

（二）全冠

全冠是覆盖整个牙冠表面的修复体。与其他修复体相比，它与牙体的接触面积大，固位力强，对牙的保护作用好，损害相对较少。全冠可用于各种牙体缺损的修复，也是固定桥的主要固位体。就其结构和使用材料不同，可分为几种主要类型：金属全冠、非金属全冠和金属非金属混合全冠（图1-9、1-10、1-11）。

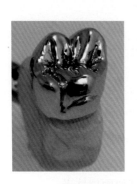

图1-9　铸造金属全冠

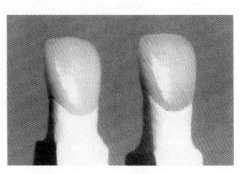

　　a.瓷全冠　　　　b.树脂全冠

图1-10　非金属全冠

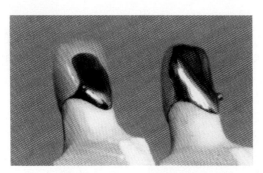

　　a.烤瓷熔附金属全冠　　b.金属烤塑全冠

图1-11　金属非金属混合全冠

1. 铸造金属全冠

（1）定义　铸造金属全冠是用金属材料以铸造工艺制作而成的全冠修复体。它通常以金合金、镍铬合金、钴铬合金、18-8不锈钢、银合金和铜合金等材料铸造而成。

（2）牙体预备形态　患牙殆面应按殆面外形均匀磨除约1.0mm，为铸造金属全冠提供殆面间隙。颊舌面与近远中面统称为轴面，预备后的轴面称为轴壁。对4个轴面的预备目的是为了形成4个轴壁的1个共同就位道，为全冠的戴入作准备，同时预备出材料所需求的轴面空间。轴面的殆向聚合角为2°～5°（图1-12）。当患牙因临床牙冠过短、倾斜角度过大或外形不良等原因造成固位力不足时，可在邻面制备辅助固位的沟固位形及钉洞固位形。

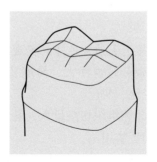

图 1 – 12　铸造全冠牙体预备形态中的一种

殆面的预备形态如图 1 – 13 所示，有解剖型、V 字型、平面型等。

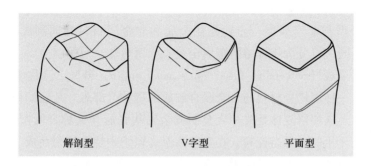

解剖型　　　　　V 字型　　　　　平面型

图 1 – 13　预备后的殆面形态

（3）特点

1）必须用金属覆盖预备后的牙体表面。

2）具有很好的强度，需要切割的牙体组织相对较少。

3）具有很好的固位力。

4）不妨碍口腔内的清洁。

5）金属全冠可以最大限度弥补牙体的缺损，满足冠外形的要求。

6）轴面外形、殆面外形、邻接触、殆接触设计最精确，易于调殆，不易破损，使用寿命长。

7）美观性较差，原则上不用于前牙。

（4）作用　广泛用于后牙的牙体缺损的修复及固定桥的固位体。

2. 非金属全冠

（1）定义　非金属全冠又称甲冠，是用非金属材料如瓷或树脂制成的覆盖整个牙冠表面的修复体。

瓷、树脂等非金属材料与金属材料相比较，具有接近天然牙色泽的优点，能够克服金属全冠的颜色带来的美观问题，但因瓷和树脂易破碎，故主要用于前牙修复。按材料和制作方法的不同，可分为瓷全冠、可铸陶瓷冠和树脂全冠等

（2）牙体预备形态　树脂全冠、瓷全冠的牙体预备形态大致相同（图 1 – 14）。沿

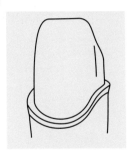

图1-14 树脂全冠、瓷全冠的基本牙体预备形态

牙颈部一周形成直角的肩台，肩台宽度为 0.8～1.0mm。轴面的殆向聚合角为 2°～5°。

（3）特点

1）接近天然牙色泽，美观。

2）瓷全冠脆性大，易崩瓷；树脂全冠耐磨性差，硬度低，易老化、变色。

3）牙体组织切割量大，乳牙及年轻恒牙有牙体缺损且牙髓为活髓者禁用。

（4）作用 瓷全冠主要用于修复涉及美观的前牙、前磨牙，很少用于固位体。树脂全冠主要用于制作暂时冠，以暂时保护预备后的患牙或在牙体预备后暂时恢复患者的美观及保持预备后的间隙。

3. 混合全冠

（1）定义 金属与非金属混合全冠是用金属和非金属材料共同制成的一类全冠。按其制作材料的不同，可分为烤瓷熔附金属全冠、金属烤塑全冠等。

烤瓷熔附金属全冠（porcelain-fused-to-metal crown，PFM）又称为金瓷全冠或金属烤瓷全冠，是一种用烤瓷材料与合金联合制成的覆盖全部患牙牙冠的修复体，是一种较理想的修复体。这种修复体是先用合金制成金属基底冠（又称金属帽状冠），再在其表面覆盖与天然牙相似的低熔瓷粉，在真空高温烤瓷炉中烧结熔附而成。因而烤瓷熔附金属全冠兼具金属全冠的强度和烤瓷全冠的美观。它的特点是能恢复牙体的形态功能，抗折力强，且颜色、外观逼真，色泽稳定，表面光滑，耐磨性及抗冲击性强，生物相容性好。

金属烤塑全冠是以铸造合金为基底，在其表面覆盖一层树脂的混合全冠。这种修复体不仅具有金属全冠的强度与良好固位、非金属全冠美观性好的优点，而且价格较烤瓷冠低廉，故目前具有一定临床应用价值。

（2）牙体预备形态 烤瓷熔附金属全冠和金属烤塑全冠的牙体预备形态大体相同。为保证修复体的强度，患牙唇、颊侧的预备量要大于铸造金属全冠（图1-15、1-16）。通常，非金属材料覆盖处的龈边缘预备形式为肩台、带斜坡肩台或凹槽形肩台。

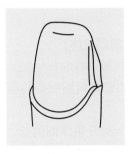 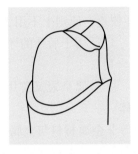

图1-15 前牙混合全冠的牙体预备形态   **图1-16 前磨牙混合全冠的牙体预备形态**

（3）特点 较美观，但需要磨切较多的牙体组织。因瓷与树脂的性质有差异，故与其对应的金属基底冠的形态也不同。陶瓷能与金属产生化学结合，而树脂与金属的结合为机械结合，图 1-17～图 1-20 是这两种金属基底冠的基本形态。

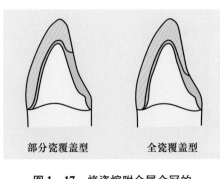

部分瓷覆盖型　　　　全瓷覆盖型

图 1-17　烤瓷熔附金属全冠的
金属基底冠（上前牙）

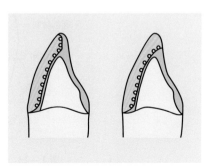

图 1-18　金属烤塑全冠的
金属基底冠（上前牙）

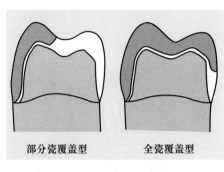

部分瓷覆盖型　　　　全瓷覆盖型

图 1-19　烤瓷熔附金属全冠的
金属基底冠（上颌前磨牙）

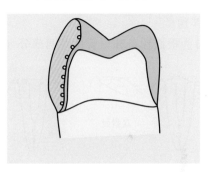

图 1-20　金属烤塑全冠的
金属基底冠（上颌前磨牙）

（4）作用与类型　混合全冠多用于前牙或前磨牙的单冠修复及固定桥的固位体（图 1-21、1-22）。

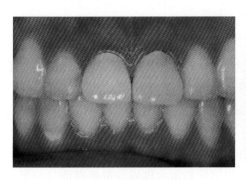

图 1-21　金属烤塑全冠

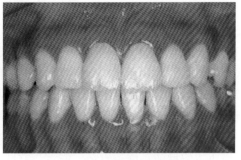

图 1-22　烤瓷熔附金属全冠

（三）桩冠

1. 定义

桩冠是利用固位桩插入根管内获得固位的一种冠修复体。由恢复牙冠形态的冠部及用以获得固位力的桩所组成（图1-23）。

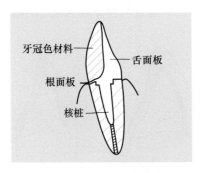

图1-23 桩冠的组成

根据制作方法、结构及材料的不同，桩冠可分为简易树脂桩冠、铸造基底桩冠、铸造核桩冠、多桩桩冠。其中核桩冠是一种更加合理、更为方便的设计，临床应用较多。

2. 牙体预备

一般分为根面预备和根管预备两部分（图1-24）。

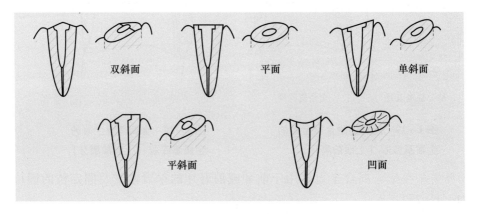

双斜面　　　　　平面　　　　　单斜面

平斜面　　　　　凹面

图1-24 各种根面形态

3. 特点

（1）桩冠的固位良好，外形和色泽接近天然牙，美观舒适，制作简单，支持与受力形式合理，是一种较理想的治疗残根残冠的修复体。

（2）患牙必须经过完善的根管治疗，并观察1~2周后，无临床症状且牙周健康，方可行桩冠修复。

（3）桩冠的固位力主要依靠冠桩和根管壁的摩擦力及粘固剂的粘结力，而摩擦力的大小取决于冠桩的长度、直径、形态、冠桩与根管壁的密合度以及根暴露部分的形态和大小。

4. 作用

（1）牙冠大部分缺损，已无法用其他充填方法或嵌体和其他冠类修复者。

（2）牙冠缺损面到达牙龈下，牙周健康，且牙根有足够长度，经牙龈切除术或牙根牵引后，根面暴露者。

（3）牙冠短小的变色牙、畸形牙，全冠修复不能获得良好固位者。

（4）前牙错位、扭转，无条件做正畸治疗者。

（5）做固定桥的固位体。

三、桥

（一）定义

固定桥是利用缺牙间隙两端或一端的天然牙或牙根作为基牙，在基牙上制作固位体，并与人工牙连接成为一个整体，通过粘固剂将固位体粘固于基牙上，是患者不能自行摘戴的一种修复体。也是修复牙列缺损中少数牙缺失或数个牙间隔缺失的最常用的修复设计。放置固位体的牙齿称为基牙。

（二）固定桥的特点

1. 固定桥的优点

（1）固位作用好，异物感小。

（2）𬌗力由基牙的牙周支持组织承担，支持力大。

（3）桥与基牙形成一个新的整体，稳定作用好。

（4）能充分发挥𬌗力，咀嚼效率高。

（5）体积和外形与原天然牙相近似，不影响发音功能。

（6）无需摘戴，使用方便。

2. 固定桥的缺点

（1）为放置固位体，基牙需磨除较多牙体组织。

（2）如设计不合理，基牙会承受过大的𬌗力导致基牙损伤。

（3）连续多个牙缺失时，不能使用固定桥修复。

（4）义齿粘固后，若遇损坏或口腔组织发生变化需要进行修理或治疗时，难以修复，往往需要将固定桥拆除。

（三）固定桥的组成

固定桥由固位体、桥体和连接体三部分组成（图1-25）。

1. 固位体

固位体是指在基牙上制作并粘固的全冠、桩冠、部分冠或嵌体等，是将基牙和桥体相连接的部分。当固定桥粘固于基牙后，它不仅使义齿获得固位，而且桥体所承受的𬌗力是通过固位体传导至基牙牙周支持组织，并被基牙所支持，使义齿的功能得以发挥。因此，要求固位体与基牙间要有良好固

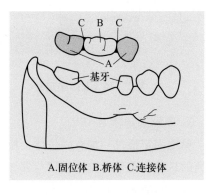

A.固位体 B.桥体 C.连接体

图1-25 固定桥的组成

位，能抵抗咀嚼时产生的各向外力，而不至于从基牙上松动和脱落。同时要求固位体要有一定的强度，才不致受到咀嚼压力时而破损。

2. 桥体

桥体即人工牙，是固定桥修复缺失牙的形态和功能的部分。桥体的两端或一端与固位体相连接。制作桥体的材料既要符合自然美观的要求，又须具备一定的强度以承受殆力。

3. 连接体

连接体是桥体和固位体之间的连接部分。因其连接方式不同，可分为固定连接体和可动连接体。固定连接体是用整体铸造法或焊接法将固位体与桥体连接成整体；可动连接体则是通过桥体一端的栓体与固位体一端的栓道相嵌合，形成一可动的连接体。

（四）固定桥的类型

固定桥的分类方法较多。目前临床上最常用的分类方法是按固定桥的结构分类。

1. 双端固定桥

双端固定桥又称完全固定桥（图1-26）。固定桥两端的固位体与桥体的连接形式为固定连接，粘固在基牙上。双端固定桥的设计符合生物力学原理，是一种最理想的修复形式，临床应用广泛。

2. 半固定桥

桥体的一端与固位体为固定连接，另一端与固位体为可动连接，或称活动连接（图1-27）。活动连接体多为栓道式结构，栓道位于固位体的近缺隙侧。半固定桥一般适用于基牙倾斜度大，难以求得共同就位道的病例。

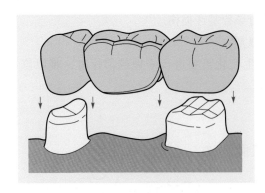
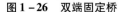

图1-26　双端固定桥

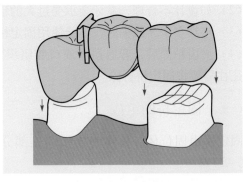

图1-27　半固定桥

3. 单端固定桥

单端固定桥仅一端有固位体，桥体与固位体之间由固定连接体连接，另一端是完全游离的悬臂，无基牙支持或仅与邻牙有邻接关系，又称悬臂固定桥。临床上不适用于修复殆力大的缺牙，而只适用于基牙支持力强大，桥体所受殆力小的病例。如以上颌尖牙为基牙，修复缺牙间隙小、殆力小或与对颌牙无咬合接触的侧切牙。

4. 固定－可摘联合固定桥

由粘固在基牙上的固位体和可摘固位体组成的固定桥（图1－28）。此种固定桥的支持形式与双端固定桥相同，义齿承受殆力由基牙承担，但不同之处是固定桥可自行摘戴。义齿固位依靠固位体的内外冠之间产生的摩擦力。如套筒冠固位体，即制作内冠，粘固于基牙上，在内冠上制作外冠与桥体固定连接形成整体，固定桥就位后基牙上内外冠之间紧密接触，产生固位力。固定—可摘联合桥的使用范围较广，便于清洁，有利于牙周健康，但义齿制作的精密度要求高。

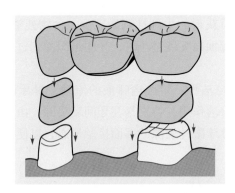

图1－28   固定－可摘联合固定桥（可摘体为套筒冠）

5. 粘结固定桥

粘结固定桥是利用酸蚀、复合树脂粘结技术将固定桥的固位体直接粘结在缺隙两侧的基牙上。其固位主要依靠粘结材料的粘结力，而牙体预备的固位形为辅助固位作用。

与传统固定桥相比，粘结固定桥牙体预备时切割牙体组织少，对牙髓损伤小，在固定桥的领域中，改良了固位体的形式。

第二节 固定修复体应具备的条件

在技工室由技师制作的修复体，只有在口腔内发挥正常的功能，长期地与口腔内其他器官保持协调，又能满足患者对美观的需求时，才能称为成功的修复体。要想使修复体与口颌系统协调，维持口颌系统的健康，并发挥良好的功能，则必须使其满足下列各项条件。

一、生物学条件

1. 必须充分恢复牙齿应有的解剖形态：天然牙的前牙是用来切断食物的，而磨牙是用来磨碎食物的。人工修复体应当恢复天然牙的这些功能，维持口颌系统的平衡。

磨牙的殆面承担着研磨、粉碎食物的作用，修复体的殆面也必须准确地再现天然牙的这些要素，才能承担起研磨、粉碎的作用。如：牙尖、三角嵴、边缘嵴、沟、窝等。

2. 必须与牙列相协调：修复体必须要与整个牙列相协调，保持牙列的完整性、连续性。特别要恢复与邻牙之间的邻面接触关系。

3. 修复体必须完全覆盖牙体预备过的牙面：预备后的牙面，抵抗力下降，对冷热刺激敏感，修复体若不完全覆盖其表面时，就容易引发继发龋或牙髓病变。

4. 修复体的龈边缘应与牙体呈一条线状衔接，不能过长和有悬突。

5. 修复体应具有恰当的轴面外形突度：良好的轴面外形突度，在咀嚼食物时会对牙龈产生适当的生理刺激作用，利于牙面或修复体的自洁，维护牙周组织健康。牙冠的轴面突度过大时，牙龈组织所获得的生理性刺激减少，食物残渣滞留，成为牙垢沉积、牙龈充血、肿胀的诱因。牙冠轴面突度过小时，牙龈组织受到过度刺激，引起牙龈的外伤及炎症，甚至牙龈萎缩。

6. 修复体应具有良好的自洁性：口腔内唾液的流动，对牙齿具有自洁作用，人工修复体的外形不应妨碍这种自洁作用。特别是在牙间乳头部，由于此处不利于自洁，修复体在此处要形成略大于天然牙龈外展隙的邻面接触形态，以便利于牙刷、齿间刷、牙线等通过清洁。

7. 修复体不能影响进食与发音。

8. 修复体要恢复正常的覆𬌗覆盖关系。

9. 修复体要恢复良好的咀嚼功能：咀嚼是牙齿最重要的功能。为使修复体能够充分地发挥这一功能，必须从以下几点进行考虑：

（1）恢复与对颌牙的接触关系。

（2）恢复平衡咬合接触：尽量避免修复体的过早接触或过低接触关系，即临床所说的咬合高或咬合低。

（3）尽量使咀嚼时的咬合力方向平行于牙长轴方向，避免侧向力的产生。

（4）为提高咀嚼效率，尽量避免咬合面的面状接触，形成点状接触。

（5）避免形成影响下颌运动的接触关系：如不正常的尖窝锁结关系、异常牙尖干扰等。

二、物理学条件

（一）机械因素

固定修复体必须遵循以下机械原则：

1. 修复体应具备耐受咬合压力的足够强度

咀嚼时，牙齿反复不断地受到一定的外力作用，修复体必须具备足以对抗这种外力的强度。金属材料的强度与铸件厚度及铸造是否有缺陷有关。非金属材料的强度不仅与厚度有关，还与金属同这些材料的结合性能有关。因此，若不掌握材料的特性，往往会导致修复体的破裂或非正常磨耗。

2. 修复体的材料应具有与天然牙相近的硬度

从使用寿命考虑，具有一定硬度的修复材料，有利于使用寿命的延长。但修复体材料的硬度如大于天然牙，就有可能导致天然牙的过度磨耗。

3. 修复体材料的热膨胀系数应接近天然牙

口腔在摄取食物的过程中，温度的变化较大。如修复体材料的热膨胀系数与天然牙差异较大，就有可能使修复体和牙体组织之间产生间隙，影响密合，而成为修复体脱落及继发龋的病因。

(二) 力学的因素

1. 修复体要有良好的固位力

固位力是指修复体在行使功能时，能抵御各种作用力而不发生移位或脱落的能力。要获得这种固位力，常根据患者牙体缺损情况和口颌系统情况，在患牙上预备成一定的面、洞、沟等几何形态，这种具有增强修复体固位力的几何形态称为固位形。预备适当的固位形是牙体预备的主要目的之一，也是修复体赖以长期固定在患牙上的重要因素。一般认为，修复体固位力的大小与以下因素有关：

（1）摩擦力　两个相互接触而又相对运动的物体间所产生的作用力称为摩擦力。摩擦力大小与两物体间的接触面积、密合程度及表面粗糙度有关。欲获得较大的摩擦力，在修复体制作过程中必须做到：①修复体与预备后的患牙接触面要非常吻合；②修复体与预备后的患牙接触面应适当粗糙；③牙体各轴面相互平行，殆向聚合度不超过5°；④窝洞的深度及冠的高度要足够。

（2）约束力和约束反力　物体位移时受到一定条件限制的现象称为约束。约束加给被约束物体的力称为约束力或约束反力。约束力是通过约束与被约束物体之间的相互接触而产生的，各种固位形就是约束，而修复体就是被约束物体。为了增加修复体的固位力，常将患牙预备成一定的几何形状，限制修复体的运动方向，如设计沟、洞等辅助固位形。

（3）粘结力　是指粘结剂与被粘结物体界面上分子间的结合力。粘结力大小与粘结材料的性能、粘结面积、被粘结面的表面状况及粘结过程中的技术操作有关。要获得较大的粘结力必须做到：①粘结剂的性能良好；②粘结面积要大；③粘结面要尽量密合，且表面应有适当的粗糙度；④粘结剂的稀稠度要适当；⑤粘结面要清洁干燥。

2. 修复体必须具有良好的力学稳定性

为了获得修复体在力学上的稳定性，就必须很好地把握所使用材料的性质，合理地使用。特别是非金属材料，如陶瓷的抗压强度大、抗挠曲、抗折强度较小，为此金属烤瓷联合修复体或全瓷修复体的瓷体不能太薄；金属烤瓷联合冠的金瓷结合线应避开咬合功能区。对于金属烤塑全冠，因树脂的耐磨性差，也应该充分考虑与对颌牙的接触关系。

3. 固定义齿的设计

（1）固位体应有一定的厚度　在𬌗力作用下，即使坚固性能好的合金也需要充分的厚度，过薄的固位体会造成修复体形变或破损。

（2）连接体要有一定的强度　连接体是固位体与桥体的连接部分，故必须具有能承受𬌗力的强度。否则有可能在连接体处发生断裂（图1-29）。

（3）固定义齿的整体设计　如图1-30所示基牙到旋转轴X的距离只能等于或大于旋转轴X到桥体游离端的距离，即B≥A，否则易发生修复体的折裂。

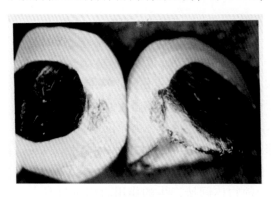

图1-29　固定桥的连接体处断裂　　　　图1-30　旋转轴

三、化学条件

1. 修复体的材料必须无毒、无害

一种好的修复体材料，除能满足修复体的物理性能和化学性能外，还不能对机体构成伤害。

2. 修复体应具有良好的耐腐蚀性

口腔内由于摄取酸性、碱性食物，以及食物残渣发酵所产生的乳酸等，形成了一种易腐蚀修复体材料的特殊环境。故应尽量使用化学性能比较稳定的材料，如金合金和陶瓷材料。

3. 电腐蚀作用

口腔内如果存在异种金属，因异种金属之间存在着电位差，再由唾液组成电解液就构成了一种电池，所产生的微电流会引发牙髓的疼痛。口腔内的这种电池称为局部电池，这种局部电池也会造成口腔内金属的腐蚀，这种现象称为电腐蚀作用。所以应尽量避免不同金属同时存在于口腔内

4. 修复体要有良好的色泽稳定性

金属材料变色的一大原因是由于前面所述的局部电池和酸、碱的腐蚀。另外还有材料自身的吸水性较高，或热膨胀率的差异较大，使得杂质和食物残渣沉积在金属和树脂的界面处，引起变色。陶瓷材料则不易变色，是一种目前较理想的修复材料。

四、美学条件

近年来，人们对修复体的美学要求越来越高，希望自己的修复体尽可能看上去像自

然牙一样。由于患者的性别、年龄、职业和个性等不同，天然牙的形态多种多样。为使修复体兼顾与余留牙的协调，充分表现健康、自然的美，应满足下列条件：

1. 前牙修复时尽量避免使用金属材料

目前制作修复体的材料可大致分为树脂类、陶瓷类和金属类。金属材料由于美观的原因多用于后牙的修复，树脂类材料的颜色虽然与天然牙接近，但由于其耐磨性差、易老化、易变色等原因，目前多用于临时性修复。陶瓷类材料具有色泽稳定、硬度高、耐磨损及化学性能稳定等优点，是目前应用最为广泛的一种材料。

2. 修复体形态应与余留牙和患者面形相协调

（1）与颜面形态协调　人的面形大致可分为方形、尖形、卵圆形，修复体的形态除参照对侧同名牙的相同外，前牙排列应参照患者颜面部的侧面轮廓外形，调整牙齿长轴方向，与颜面形态相协调一致。

图 1 – 31 为标准的前牙排列位置，在全口义齿中作为排列前牙的标准。

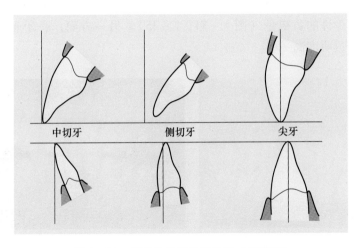

图 1 – 31　标准的前牙排列位置（侧面观）

（2）与唇部位置协调　上颌前牙的切缘连线通常与下唇的微笑线相一致，形成向下突起的圆弧（图 1 – 32）。口角与牙齿的位置关系也与颜面部的审美密切相关，应引起注意。

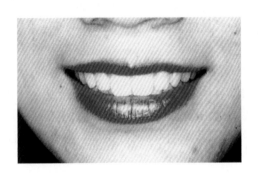

图 1 – 32　笑线与切缘的关系

（3）修复体的颈缘形态应与邻牙协调一致（图1-33）

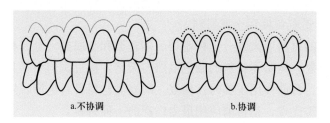

图1-33 颈缘线形态

（4）覆𬌗、覆盖关系要协调 保持正常的覆𬌗、覆盖关系有利于前牙美容。

3. 前牙修复体必须表现与天然牙相近似的色调

天然牙呈现由黄白色到黄褐色的各种色调，修复体牙色的选择要参考患者的皮肤颜色、性别和年龄，并保持与余留牙齿的相互协调。通常，越年轻其牙齿就越白，而随着年龄的增加逐渐带少许的黄褐色（图1-34、1-35）。另一方面，磨牙要比前牙暗一些，切缘要比颈缘透明度高一些。

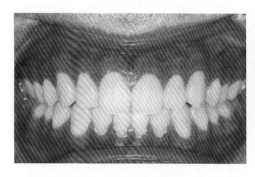

图1-34 青年人的牙

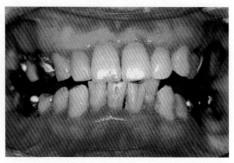

图1-35 老年人的牙

修复体颜色的选择要征求患者的意见，技工与医师也要充分沟通。

4. 修复体在功能状态也要符合美学要求

前牙的排列位置与口唇的形态是密切相关的，二者之间的协调才能达到和谐、自然的美学效果。要特别注意上前牙的颈缘线与上唇的位置关系。若上唇位于颈缘线上方，微笑时暴露相当多的牙龈组织，如需全冠修复，可以用一个金瓷冠的龈上瓷边缘来恢复外形。

5. 修复体不仅要符合美观的要求，还应与下颌运动相协调

无论多么自然、美观的修复体，只要影响正常的咬合功能，就是一个失败的修复体。在前牙的修复过程中要特别注意前牙诱导。通常，上前牙的舌侧与下前牙的切缘接触。上前牙的舌面形态引导下颌运动，称为前牙诱导。修复体不仅要满足审美的要求，还要保证上述运动能够圆滑、顺利地进行。

6. 成功修复体能消除患者的心理压力

无论何种原因引起的病人牙齿的形态或颜色的异常，都会影响美观，给患者带来很大的心理压力，使有些病人不愿参加各种社会活动，人际关系淡漠，经常有用手遮住口腔说话、避免露齿微笑等异常举动，内心非常痛苦。一个成功的修复体在恢复其功能的同时，还能给患者带来自信。

第三节　固定义齿的工艺技术流程

一、传统工艺与 CAD/CAM 工艺流程的区别

传统的工艺技术流程包括了印模→工作模型与代型→制作蜡型→包埋、铸造→表面处理→饰面等多项工序。由于工序较多，费工费时，生产效率低下，质量及精度很难控制。近年来，随着科学技术的发展，尤其是光电技术、精密测量技术、信息技术、数控机械加工技术的进步，特别是 CAD/CAM 技术应用于固定义齿工艺流程，由于其流程包括了印模→扫描→设计→工艺编程（CAD）→加工（CAM）→饰面等工序（图 1 - 36）。避免了传统工艺的繁琐过程，产生的各种误差，将固定义齿的工艺技术引领入了一个全新的时代。

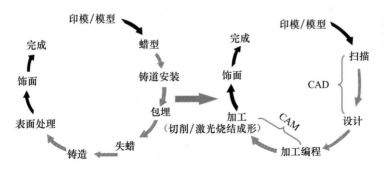

图 1 - 36　传统工艺与 CAD/CAM 工艺流程的区别

虽然 CAD/CAM 工艺与传统工艺有着天壤之别，但是 CAD/CAM 的硬件成本极高。要求人员知识结构全面，且生产成本较大。使该项技术的应用受到了很大的限制。目前国内固定义齿的制作仍以传统工艺流程为主。本教材结合我国目前现状，将传统工艺技术流程作为重点进行全面阐述。

二、固定义齿的工艺技术流程

目前固定义齿制作的通用流程包括印模→工作模型与代型→熔模技术→包埋铸造技术→表面加工技术→饰面技术等工序（图 1 - 37）。本教材以下的章节将以此流程进行全面的讲解。

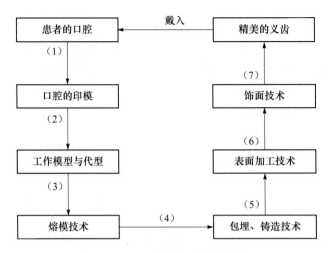

图 1-37　固定义齿工艺技术流程

思　考　题

1. 固定义齿的种类有哪些?
2. 固定义齿应具备的条件是什么?
3. 简述固定义齿的工艺技术流程?
4. 简述传统工艺与 CAD/CAM 工艺的区别?

第二章 印 模

 知识要点

本章内容从技师的角度出发讲述了有关印模的知识。印模的检查、印模的处理是本章的重点。通过本章的学习，掌握印模处理的原则与方法。

口腔印模是口腔组织的阴模。口腔印模的检查及处理是固定义齿工艺技术流程的第一环节，印模的准确与否直接关系到修复体制作的成败。在实际工作中，印模的处理也是相当重要的。如果不进行印模消毒，致病菌容易造成交叉感染。如果不进行印模的处理，灌制的模型不符合工艺流程的要求而无法制作。因此，印模的处理是必要的。

第一节 印模的消毒与检查

一、消毒

口腔印模的污染是目前临床上普遍存在的问题。口腔印模在制取的过程中会直接接触到患者的唾液和血液，表面可能携带大量致病菌。实际工作中虽经流水冲洗可减少污染，但如不经过特殊消毒处理，就可能成为乙肝、艾滋病等传染病的传染源，造成医技人员的感染。因此，临床医生制取完印模先进行消毒处理，之后再进行模型灌注。

目前，印模消毒常用的消毒剂是戊二醛、次氯酸钠等。消毒方法主要是浸泡法和喷涂法。浸泡法的优点是通过改变浓度及时间可达到完全灭菌的效果。但是由于医生采用的印模材料不同，浸泡消毒对印模的形变影响也不一样。因此，浸泡法对于硅橡胶类的印模比较适合。对于藻酸盐类的印模，显然喷涂法比较适合。总之，对于不同类型的印模材料，消毒的方法不同，不同类型的致病菌选用的消毒剂也不同。甚至在印模材料允许的条件下，高温高压条件下对印模的消毒也是必要的。

二、检查

灌注印模之前，技师必须对印模进行严格的检查。主要从以下三个方面检查。

（一）印模的稳固性

检查印模的稳固性也就是检查是否脱模。印模材料必须与印模托盘结合牢固，不能有印模材料脱离托盘的现象（图2-1）。若有空隙或结合不牢固，灌制后的印模由于模型材料的重力作用导致印模下沉，极易造成模型变形。经检查若有脱模，立即与医师联系，重新制取印模。

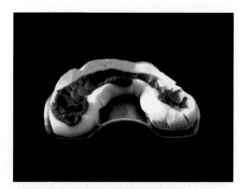

图2-1 脱模的印模

（二）印模的精确性

查看医生的设计单，了解修复的内容。要求在8倍的放大镜下，根据修复的内容检查印模。

对于进行全冠修复的印模，重点检查制备的基牙。要求肩台四周与牙龈完全分离，肩台清晰、完整，不能有气泡、裂纹或缺损。基牙的轴面光滑，无气泡、无粘连的痕迹等（图2-2）。如肩台模糊不清，有气泡，须重新制取印模（图2-3）。

嵌体修复的印模，要求制备的洞型点线角清晰、无气泡，边缘线完整。邻面洞型者，要求龈壁和牙龈完全分离。

桩核修复的根内端要求根管部分的印模光滑完整、无气泡或断裂（图2-4）。用探针或镊子检查根管的稳定性，内部必须有大头针等支撑，且不能裸露。无支撑的桩核印模，灌模型时极易变形，造成桩核或桩冠就位困难。

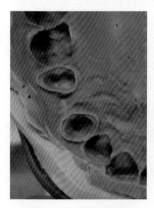
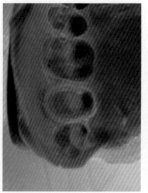
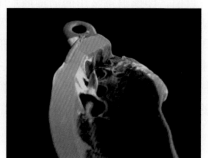

图2-2 合格的印模　　图2-3 不合格的印模　　图2-4 合格桩核印模

（三）印模的完整性

要保证所取印模的完整，要避免由于操作的问题，在修复的相关区域出现气泡或存在食物残渣等异物，导致与修复内容相关信息的不完整或缺失（图2-5）。模型信息的不完整或缺失，会影响修复体咬合的制作。

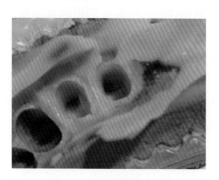

图2-5　不完整的印模

第二节　印模的处理

一、净化

灌模前对印模进行清洁处理尤为重要，它直接关系到将来模型表面的质量。在印模表面和基牙制备区域经常会存有唾液、血液、排龈线等。唾液、血液会影响模型的精度，甚至模型表层的石膏无法凝固，形成一薄层酥弱且粗糙的模型表层。这种粗糙的表面，直接影响义齿的精度。处理的方法是：用室温的自来水进行机械冲洗，将水流调至如细线状，用软毛刷轻刷，把血液、唾液、食物残渣去除干净（图2-6）。冲洗印模时，切忌使用硬度大的毛刷，同时注意水流的大小，尤其是印模细微的部分，不能损坏印模。由于操作的原因，有时排龈线会粘附在印模内，净化印模时必须用镊子小心的去除（图2-7）。若不去除，排龈线会影响基牙边缘的清晰度。

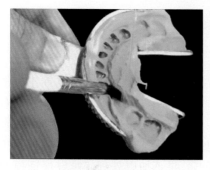

图2-6　冲洗印模

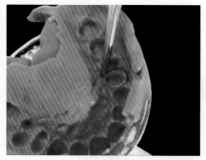

图2-7　去除排龈线

二、干燥

印模在进行净化清洗之后，往往在切角或牙尖等部位留有水分，这些水分会和灌入的石膏糊混合。即使大多水分被石膏团排挤走，也必然使石膏质量下降。技工室常用的方法是用脱脂棉球或吸水纸来吸掉这些水分。当然，用技工工作台上的气枪也可以。但是用气枪吹干时必须小心，不要用强大的气流吹印模的薄弱部位，以免造成印模撕裂。

所用的印模材料不同，处理方法也有所不同。对于硅橡胶类的印模，甩掉印模上多余的水分，然后在印模表面上喷涂表面张力去除剂，这不仅改善了疏水性印模的润湿性，而且还减少了模型表面的气泡。若所用的印模材料是水胶体材料，就要吹干水胶体印模表面上过多的湿气，但不是使其完全脱水。表面上看不见水分，却能看到光泽或亮度。如果水胶体表面过度干燥，可能会出现印模脱水导致变形。

三、切修

为了保证制作出来的模型符合工艺流程制作的要求，灌注模型前应当对印模进行切修。尤其是超出托盘边缘的印模材料及口底明显倒凹的牙龈部分（图2-8）。通过把未切修和切修过的印模的牙弓断面做比较，就明显看出牙弓基底部的扩展的效果（图2-9）。同时，通过切修，消除印模倒凹，模型灌注完成后脱模会比较容易。

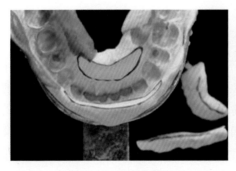

图2-8 切修印模

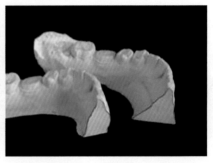

图2-9 切修的效果

通过对印模的切修，不仅避免了脱模困难而造成模型折断的现象，同时模型底部增宽增加了模型的强度，这在制作可卸代型时是非常必要的，这部分内容将在下一节详细介绍。必须注意在灌注研究模型时切修应谨慎！

四、加固

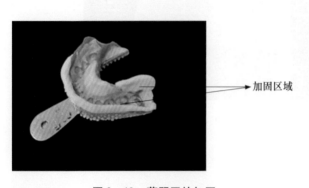

加固区域

图2-10 薄弱区的加固

部分印模由于患者牙齿缺失的时间过长，导致了牙槽骨吸收严重，取得的印模内牙槽嵴和黏膜转折界限不清。在灌注模型的过程中，如果不加以处理，难以保证模型的厚度。因此，在模型上容易产生薄弱区对应的印模部位用蜡或橡皮泥加固加高，保证模型的厚度和强度（图2-10）。

五、存放

对印模进行上述步骤完成之后，就准备配比石膏。在配比石膏的期间，印模不能随便放置在工作台上，尤其是下颌印模，因为印模材料往往高出托盘边缘，失去托盘的支持容易变形，尽管这种危险可通过切修印模来消除，还是应将印模搁置在印模架上，使印模的任何部分都不受力。

藻酸盐类印模材料的印模不能搁置太久，取完之后要及时灌注，决不可敞开放置。若不能及时灌注，时间较短的情况可用湿纸巾把印模盖起来或放保湿箱里以免印模材失水收缩。硅橡胶类的印模灌注时机，不同的厂家灌注的时机不一样，具体的灌注时机请先阅读印模材料的说明书，按厂家提供的数值操作。

思 考 题

1. 检查印模时应注意哪些方面？
2. 血液、唾液对模型表面的影响有哪些？
3. 印模处理的方式及要求有哪些？

第三章 工作模型和代型

 知识要点

本章介绍了模型与代型的制作技术。灌注印模、代型制作是本章的知识要点。以控制模型精度为基本思想，在整个模型代型制作的过程中，讲述了灌制模型、控制石膏膨胀与判断边缘线的重要性。为提高模型代型精度，介绍了模型精度控制系统、原理及其应用前景。

模型是在印模内灌制模型材料形成的阳模，是技师制作义齿的基础。灌制模型的技师必须正确地使用设备与材料，通过规范的操作灌制出符合要求的模型，把患者口腔的情况真实地通过模型再现。在准确的工作模型的基础上形成可卸代型。工作模型和代型的制作是固定义齿工艺技术流程的第二环节。

第一节 模型制作

一、工具和设备

1. 调拌刀

用不锈钢制成，用来调拌石膏。

2. 量筒或粉液配比机

使用石膏粉液配比机进行水的量取（图 3 - 1）。在机器的"设置"菜单里按不同类型的石膏设定不同的水粉比例，把设定好的数值储存成常用的程序。每次在使用时，根据不同的石膏选择相应的程序即可，机器根据石膏的重量自动配比水量，这样减少了使用量筒的误差。没有石膏粉液配比机，也可以选择量杯。量杯的选择尽量选用小容量的，同样容积的水选用小容量的器皿比较准确。

3. 电子秤

用来称量所选用的石膏粉的重量。选用称重范围在1000g、称重精度达到 0.1g 的电子秤，最好带有去皮重的功

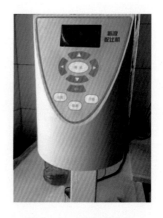

图 3 - 1 粉液配比机

能（图3-2）。

4. 真空搅拌机

见图3-3。

5. 振荡器

见图3-4。

6. 模型修整机

见图3-5。

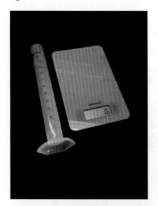

图3-2　电子秤与量筒

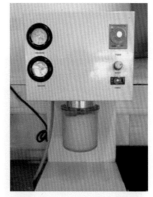

图3-3　真空搅拌机

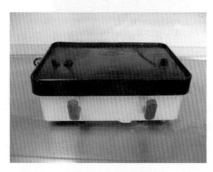

图3-4　振荡器

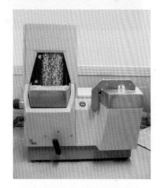

图3-5　模型修整机

二、水粉配比

水粉配比的要点：严格按石膏厂商提供的水粉比例配比，先量取水，再放石膏粉。调和石膏的水最好使用蒸馏水（下文中灌注工作模型所用的水均指蒸馏水），这样可以去除自来水中的钙及其他无机元素对石膏污染的可能性。灌注工作模型必须使用超硬石膏才能满足工艺的要求。按石膏的说明书，计算所需的水、粉的重量。

1. 用量杯量水后，量杯应放在平面工作台上，观察量杯时应在水平面直视，以凹液面为准（图3-6）。添加或减少水的量时，最好使用吸管。量好后把水倒入搅拌杯中。

使用电子秤称石膏粉时，将秤放置在水平的工作台面上。把量好水的搅拌杯放在电子秤的平台上，打开电子秤的开关，显示屏上显示为零（图3-7）。将石膏粉倒入搅拌杯中，一边撒石膏粉一边看电子秤的显示器，直到显示计算出的数值为止（图3-8）。

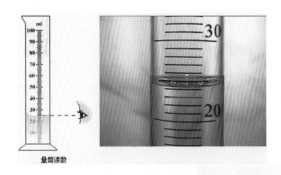

图3-6　正确的使用量筒

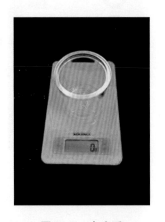

图3-7　去皮重

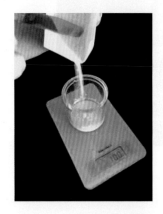

图3-8　少量多次加石膏粉

完成石膏粉的配比，让其在水中慢慢浸湿。配比过程中，尽量使用有去皮重功能的秤，通过按钮就可去除搅拌杯的皮重。

2. 建议使用石膏粉液配比机，选择预先设置好的程序，根据石膏的重量自动配比。使用石膏配比机，量取的水直接倒进搅拌杯里，无使用量筒的误差。

不同类型的石膏决不可混着用，因不同类型的石膏凝固时间不同，会导致模型质量明显下降。石膏与水配比不当会影响模型的强度。因此，水粉配比的工作要求操作人员有严谨的态度，正确地使用材料，发挥材料的最大性能。

三、调拌石膏

调拌石膏有两种方法，手工调拌和机器搅拌。用机器调和出来的石膏呈酸奶状，比较容易流入印模中去。在搅拌时还辅助抽出石膏团中的空气，可获得无气泡的模型。这一点对于保证印模较精细的部位的再现是非常重要的，因而推荐使用真空搅拌机。手工调和速度慢，水和石膏粉混合不均匀，在制作工作模型时不建议使用。

把称好的石膏粉倒入量好水的搅拌杯中后，先用搅拌刀初搅拌（图3-9）。搅拌杯口保持干净，初搅拌后的石膏糊不能有干粉存在，以防止机器在抽真空时，把干的石膏粉吸入真空管中，堵塞搅拌机。把搅拌杯口与真空搅拌机卡槽复位，按石膏说明书要求的时间进行搅拌（图3-10）。

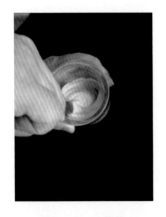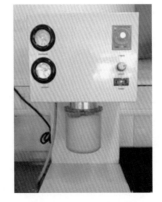

图 3 - 9　初搅拌　　　　　　　图 3 - 10　真空搅拌

机器搅拌时间过长或过短对石膏的凝固时间同样有影响。搅拌时间越长，结晶体的晶核形成的越多，凝固速度愈快，膨胀也越大；搅拌时间过短，会使石膏调拌不匀。

四、灌注模型

印模材料有亲水性和疏水性两种。如果采用的是疏水性印模材料，最好在印模表面喷涂表面张力去除剂，增加表面的润湿性。为了避免气泡的产生，灌注印模的基本原则是，从高处到低处，从一边到另一边。

灌注印模时，先灌注基牙部分（图 3 - 11）。用探针蘸取少量的石膏糊，贴着基牙的轴面让石膏糊流到𬌗面或切缘处，直到充满整个预备体。基牙灌注完成后，用调拌刀取小份的石膏糊，一小份一小份的加入，直到牙弓充满，石膏的厚度从颈缘到模型底部达到 15mm 即可，灌注即完成（图 3 - 12）。灌石膏糊的过程中，用左手控制印模，借助振荡器，控制石膏糊的流向与速度。引导石膏糊从高处到低处，从一边到另一边。需要注意的是，在灌注初期，振荡器的档位从高振动档开始，目的是排出空气。待灌完牙列后就改为低振动档位，此时只是为了引导石膏的流向，若此时使用高档位容易造成石膏糊水粉分离。用调拌刀取石膏糊时也应注意，每次取的量不能太多。大份的石膏团容易造成封口现象，使得印模中的空气来不及排除而被包在石膏中，最终造成模型上的气泡。

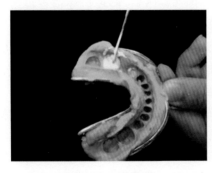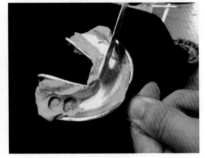

图 3 - 11　灌基牙　　　　　　　图 3 - 12　灌牙列

灌注前，如果印模中存在较细的基牙或孤立牙，可以用大头针或者牙签插在印模里，增加其强度。免得在脱模时或随后的工作中折断。

五、制作模型底座

印模灌注完成后，如果是工作模型，把印模放置在印模架上等待石膏凝固（图3-13），工作模型的处理将在下一节内容讲述。

对颌模型的印模灌注完牙弓后，将多余的石膏放在底座成型器中，把灌注好的托盘放在底座成型器中，使𬌗平面与水平面平行。放置托盘时，托盘周围的石膏不能把托盘边缘包绕，尤其是下颌模型的舌侧，避免脱模时困难。没有底座成型器时，将多余的石膏放在玻璃板上，将灌好的印模扣在石膏团中，使𬌗平面与玻璃板平行，将四周多余的石膏和印模石膏融合，让模型周边光滑（图3-14）。底座做好后，等待石膏凝固。

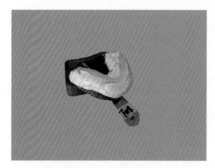
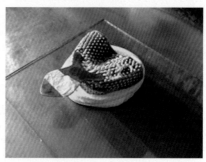

图3-13　等待凝固　　　　　　　图3-14　底座成型

六、脱模

印模灌注完成1小时之后，石膏达到了初凝，就可以脱模了。脱模之前，仔细去除

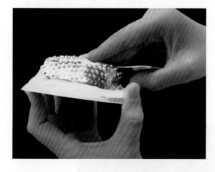

图3-15　沿牙体长轴的方向脱模

托盘边缘上多余的石膏，尤其是包住托盘边缘的石膏，这些石膏的存在，会给脱模时造成很大阻力，甚至模型断裂。然后用石膏调刀把印模撬松，切忌用力过大，造成模型断裂和损伤。一手握住托盘，一手握住石膏底座，沿着牙体长轴方向脱模（图3-15）。脱模后要检查模型是否完整或有牙齿断裂。

如果是藻酸盐类的印模，石膏模型初凝后，应该及时从印模中取出。绝不可放置过夜，因为藻酸盐类的材料会失水干燥、变硬，并强烈收缩，很容易导致脱模时模型断裂。

如果是硅橡胶类的印模材料，脱模相对比较困难。脱模时，凭手指尖的细微感觉判断阻力来源的方向。轻轻用力沿牙体长轴的方向把牙弓从印模中脱出来。脱模之后必须小心地操作，24小时后模型的强度才能达到最高。对单个孤立的牙齿，为防止脱模时损伤或折断，最安全的方法是把托盘和印模材先分开，再分开印模材和石膏模型。对可重复灌注的硅橡胶类的印模来说，这种方法显然是有弊端的。因此，在灌注印模之前，对印模的切修就显得尤为重要。尤其是与修复内容无关的印模倒凹，灌模前尽量去除，这样模型在脱模时就比较容易。

在之后的加工过程中，模型会与水接触，有时甚至被用气枪冲，这样模型表面就会被水浸蚀，因此在脱模后，应在模型表面涂上一层石膏硬化剂。

七、修整模型

如果未采用模型底座成形器，模型脱模之后就是应该对模型的底座进行修整。目的是要使其整齐、美观，利于义齿制作或便于保存。模型修整后应达到以下要求：

1. 模型基底面应平行于𬌗平面（图3-16）。

2. 底座厚度不要超过模型总高度1/3，否则模型显得太不协调，最薄处应保留1cm（图3-16）。

3. 模型侧壁、后壁、后侧壁应与底座底面成直角，后壁与底面及牙弓中线垂直，上颌模型前壁成等腰三角形，其顶角正对中线。

4. 上颌模型底座修整成七边形，下颌模型修整成六边形（图3-17）。

模型修整完之后，将石膏渣清理干净，去除𬌗面上的石膏瘤子，用防水笔进行编号，模型制作就完成了。

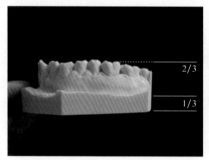

图3-16　底座的厚度

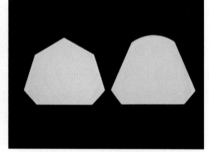

图3-17　模型的形状

由于模型是牙科技师最重要的工作基础，模型的准确与否直接关系到义齿能否制作成功。因此，灌模型时应该注意以下几点：

1. 灌模型的工具必须干净，使用真空搅拌机。

2. 在灌注模型之前，必须把印模彻底的净化。

3. 与修复内容有关的印模区域，不能切修。

4. 印模的灌注时机，不能超过印模材料说明书限定的时间。

5. 模型材料都必须准确按照使用说明书进行配比，不同类型的模型材料不能混着用。

6. 调拌后开始凝固的石膏不得折揉后使用。

7. 如果是藻酸盐类的印模，灌注完成后，建议用湿毛巾盖住或放在保湿箱中。

8. 脱模时，切忌使用暴力，脱模后，模型表面涂布硬化剂。

第二节　可卸代型的制作

工作模型灌注完成之后，要进行可卸代型制作，才能进行修复体的制作。代型是一个单独的预备后的牙齿模型，便于在工作模型上完成熔模的制作。

良好的工作模型应做到：

1. 代型必须准确复位到原来的位置上。

2. 代型必须稳固、不脱落。

3. 单个代型从工作模型上能自由取出及复位。

4. 模型必须易于固定到𬌗架上。

可卸代型的方法有多种，这里主要介绍两种基本类型的方法：精密固位系统和模型精度控制系统。

一、精密固位系统

1. 修整模型

用干式石膏修整机对牙弓进行修整。干式石膏修整机避免了模型吸水二次膨胀的问题，因此绝对不能使用湿磨机修整工作模型。

修整模型时，要求模型底面与𬌗平面平行，牙颈缘至底面厚度保持在 10~12mm（图3–18）。太厚的牙弓，将来制作的代型稳固性差。磨除唇颊、舌（腭）周围的石膏，牙弓呈 U 型，宽18~20mm。磨除牙弓周围多余的石膏时，不能伤到牙列，磨修时把模型修整机上的基面调成钝角而不是锐角。修去模型舌（腭）侧多余石膏，使得舌（腭）侧边缘靠近基座方向逐渐变细，有利于代型以后的摘取（图3–19）。把修整好的牙弓在细砂纸上打磨，直到看不出砂带的痕迹为止（图3–20）。最后，放在玻璃板进行检查模型底面是否平整，牙弓与模型底面是否垂直，这一点非常重要（图3–21）。

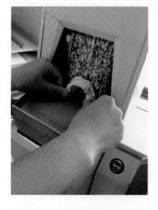　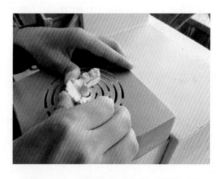

图3–18　修整模型的底面　　　　图3–19　修整模型的舌（腭）侧

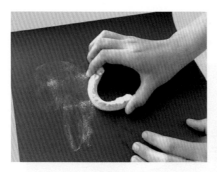 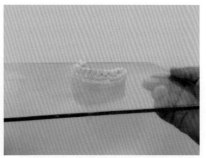

图 3 - 20 用砂纸打磨模型底面　　　　图 3 - 21 用玻璃检查底面

（二）种钉

先用专用的打孔机在模型底面打孔，然后粘固代型钉。打孔机的工作原理也较简单，当模型台被下压时，则螺旋钻头露出来并钻入牙弓的基底内。模型台上方悬臂上发出的激光束正好对准钻头尖端。借助于此激光点定位打孔的位置。代型钉的种类比较多，常用的是带固位套的代型钉，单个代型采用双钉。使用双钉的代型，稳固性、抗旋转的能力都优于单钉。

对于初学者，先用铅笔在𬌗面或切缘中心稍偏唇颊侧标出钉孔的位置，然后在钉孔舌腭侧标出另一个钉孔的位置，两孔间隔 3mm 以上，以容纳两钉的套管（图 3 - 22）。如果两孔的位置太近，石膏钉的固位套管不能就位到底。所以，如果下牙弓太窄的话，在灌注模型时对印模的切修使其变宽，就显得尤为重要了。

打开打孔机电源开关，激光指示灯亮表明机器正常运转。将修整好的模型放到打孔机平台上，使激光点与标记点重合。利用双手大拇指给模型向下加力，保持压力均匀，激光指示灯灭，打孔完成（图 3 - 23）。所有的钉孔完成后，要求钉孔之间相互平行，深度保持一致。钉孔之间是否平行，取决于修整模型时底面是否与𬌗平面平行。

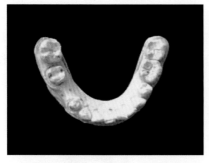 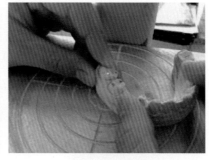

图 3 - 22 标记种钉的位置　　　　　图 3 - 23 种钉

打孔完成后，用气枪吹干净孔内的石膏渣，即可粘接代型钉。为了保护模型不受磕碰，应在桌面上放置软垫，把模型放在软垫上操作（图 3 - 24）。粘钉前先检查一下钉孔是否足够。把代型钉粘接端浸入胶水中，稍蘸一点胶水，让胶水沿钉孔流到孔的内部后，再把代型钉插入孔中（图 3 - 25、3 - 26）。溢出钉孔的胶水，及时用纸擦干净。否则，溢出钉孔周围的胶水干燥后会影响固位套管的就位。因此，要掌握胶水的用量和稀稠度。代型钉粘接完成后，把固位套管装上，确保每个固位套管就位到底（图 3 – 27）。

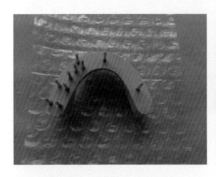

图 3 – 24　在软垫上操作

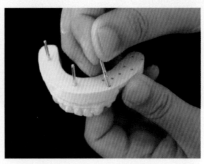

图 3 – 25　粘代型钉

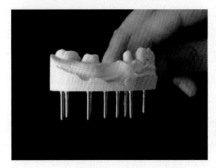

图 3 – 26　完成粘钉

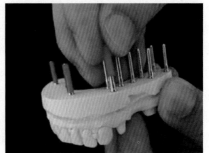

图 3 – 27　安装固位套管

（三）制作底座

底座石膏必须选择与工作模型一样等级的石膏，等级低的石膏膨胀大，制作出来的模型不够精确。最好选择流体型石膏，在灌制底座时容易充满代型钉周围。

选择合适的底座模具，把成品的二次底座与磁铁片安放好（图 3 – 28）。二次底座是用来上𬤊架用的，连接工作模型与𬤊架石膏，方便技师随时取下模型（图 3 – 29）。二次底座是成品，可以反复使用。在灌制底座前对牙弓底面和固位钉周围进行清洁，然后涂上一层薄而均匀的石膏分离剂（图 3 – 30）。分离剂不能涂太厚，否则在制作完成后模型底座之间会有空隙。

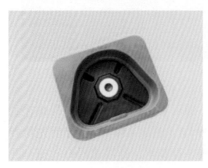

图 3 – 28　选择合适的底座

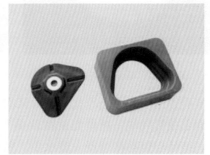

图 3 – 29　二次底座

按照底座模具所需调拌石膏的用量。为了使与牙弓接触的底座表面没有气泡，先在牙弓的底面涂一层石膏糊（图 3 - 31），然后把其余的石膏糊倒入底座模具中，把代型钉全部浸没，石膏糊刚好到达模型底面即可（图 3 - 32）。模型放置在底座模具中间，中线对齐。把灌好底座石膏的模具放在平整的工作台上等待石膏凝固。凝固后，即可拆开模型和底座成型器（图 3 - 33）。制作底座的整个过程中要配合振荡器完成。

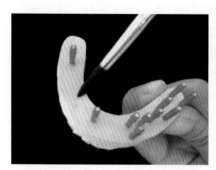

图 3 - 30　涂石膏分离剂

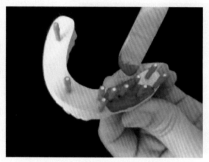

图 3 - 31　牙弓底面放置石膏糊

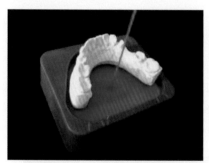

图 3 - 32　加入流体石膏

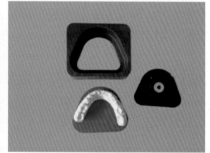

图 3 - 33　底座制作完成

（四）制作人工牙龈的印模

底座石膏凝固之后，把工作模型用技工用硅橡胶制取一个新的印模（图 3 - 34）。这个新的印模要求能反映各制备基牙、邻牙以及牙龈的形状。待硅橡胶凝固后取下，为代型修整完成后制作人工牙龈备用（图 3 - 35）。

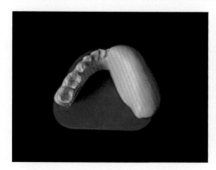

图 3 - 34　制取人工牙龈印模

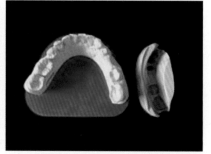

图 3 - 35　取下印模备用

（五）分割代型

人工牙龈的印模完成后，将进行代型的分割。要求分割线相互平行，每个代型能独立抽取出来。分割代型的工具是手锯和电锯。手锯效率低，锯缝不容易平行。但手锯工作面较小，分割的过程中不容易损坏邻牙，牙齿倾斜明显等复杂的情况比电锯有优势。

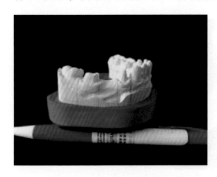

图 3－36　标记切割线

电锯分割的代型，锯缝相互平行，速度快。但与邻牙紧密的情况下，工作面太大，无法适用。因此，在实际工作中，多采用电锯和手锯相结合的方法。初学者，在分割模型之前，先用铅笔把切割线标记出来（图 3－36）。

分割代型的要求：

1. 锯缝应与模型底平面垂直。
2. 代型能够自由取出及复位。
3. 不能损伤基牙的肩台、邻牙与对侧牙。
4. 模型不能太湿。

电锯的分割方法，首先用夹具把模型固定，并通过万向轴选择切割线并固定好。使锯片对准切割线，切割线应距基牙 0.5mm（图 3－37）。切割时注意不要碰到牙弓上对侧的牙齿。

手锯的使用，用左手把模型稳定地保持在工作台上，右手持锯，控制好锯条到基牙的距离，锯条与底座垂直，轻拉手锯（图 3－38）。分割完成后，如个别切割线不垂直，可用手机将切割线修正。

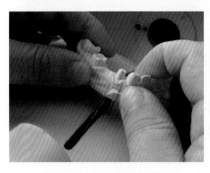

图 3－37　电锯切割代型

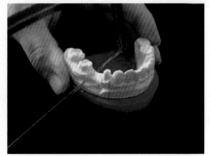

图 3－38　手锯切割代型

切割完毕后用压缩空气吹净模型上的石膏碎屑，并用石膏刀从模型底面顶住代型钉顶端，则代型就会从牙弓上分离下来。

二、模型精度控制系统

目前，固定义齿修复，制作可卸代型使用的是石膏制作底座。在整个工作模型的制作过程中，由于工作模型本身的膨胀、工作模型的吸湿膨胀、底座石膏本身的凝固膨胀，这三种膨胀的叠加，导致了工作模型的不精确，影响了最终修复体的精度。模型精度控制系统，将以上三种膨胀，减少到一次。用成品的钉塑板，先种钉，再进行模型的灌注，保证代型分割后准确的复位。同时，整个模型制作的步骤减少，时间缩短。由于模型精度控制系统成本高，目前只用于精密修复体的制作。相信不久的将来会应用到一般修复体制作的工作中。

1. 修整印模，用橡皮泥围模，把印模托盘固定在设备的定位模板上（图3 – 39、3 – 40）。

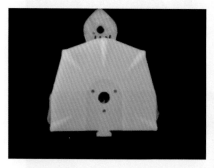
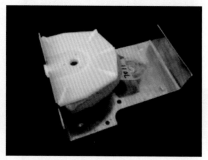

图3 – 39　选择合适的钉塑板　　　　图3 – 40　把托盘固定在定位模板上

2. 印模定位、打孔（图3 – 41、3 – 42）。

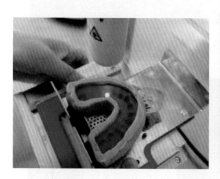
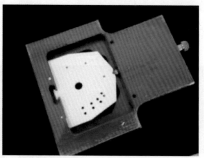

图3 – 41　定位打孔　　　　　　图3 – 42　完成打孔

3. 安放石膏钉（图3 – 43）。

4. 灌注模型，将插好石膏钉的塑料板在定位模板上复位（图3 – 44 ~ 3 – 46）。

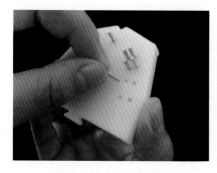
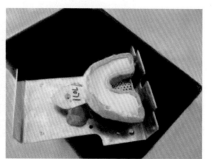

图3 – 43　安放石膏钉　　　　　图3 – 44　灌模型

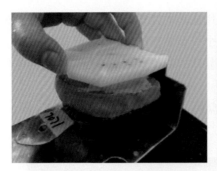

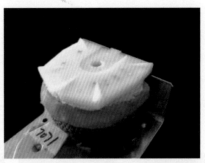

图 3 - 45　钉塑板复位　　　　　　　　图 3 - 46　等待石膏凝固

5. 石膏凝固后，脱模修整模型（图 3 - 47 ~ 3 - 50）。

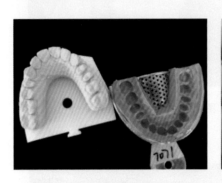

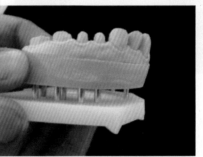

图 3 - 47　脱模　　　　　　　　　　图 3 - 48　修整模型

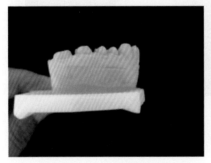

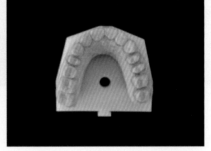

图 3 - 49　完成模型制作　　　　　　图 3 - 50　完成模型正面观

第三节　代型的修整

　　代型是技师制作熔模的基础。代型的修整，最关键的是确认边缘线的准确位置。边缘线是牙体预备的终止线，它是未被预备的解剖区与牙体预备的分界线。边缘线是医生取印模时运用各种方法和印模材料的主要目标之一。边缘线对于固定修复体的边缘是至关重要的，因此在修整基牙代型时必须如实保留其原状，不能损伤和修改。对于龈上或平齐牙龈的边缘线，比较容易确认，龈下的边缘线就比较难了。

一、粗修代型

用左手拇指和食指捏住代型，右手拇指为支点，支点可选在左手拇指上。其余四指握住手机，选用钨钢车针把肩台1mm外的石膏修整掉（图3-51）。粗修代型时，磨除的石膏量不能太多，尤其是下前牙。磨除的量太多容易导致代型强度不足，在修复体制作当中容易折断。

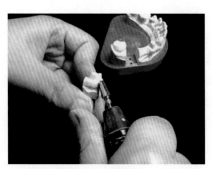

图3-51 粗修代型

二、精修代型

放大镜下（图3-52），在边缘线以下360°范围内形成浅的人工倒凹（图3-53）。这样制作的目的是最大限度地暴露出边缘线，如果从𬌗方观看代型，无疑边缘线是预备体各轴面最突出的部分。人工倒凹的目的是，为了技师在制作熔模时，容纳工具修整蜡型边缘用的空间，制作出符合工艺要求的蜡型边缘。

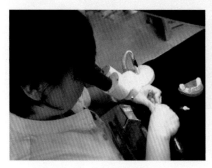
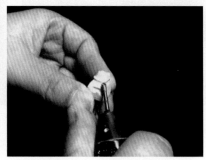

图3-52 使用8倍放大镜　　　　图3-53 用梨形钻细修

为了保证预备体边缘线处准确地保留下来，必须在放大镜下完成，同时还必须有充足的光源。精修代型的球钻，直径不能太小，选用同样大小的梨形钻也可以。边缘线确认的正确与否，关系到修复体的成败。只有修复体的边缘和预备体的完成线完全密合时，修复体才能长久的发挥其功能。不同种类的修复体，其肩台的类型也不相同。因此，掌握牙体预备的基本知识，了解肩台的类型及其适应证是确认的前提。常见的肩台的外形有以下几种：

1. 刃状边缘。
2. 135°肩台。

3. 90°圆角肩台。

在修整代型时会产生大量的石膏粉尘，这就需要使用大功率吸尘装置来保持工作区域的清洁，清除代型上的粉尘最好用高压气枪吹干净或用软毛刷清除，太硬的毛刷会损伤肩台。

三、代型表面的处理

如果牙齿上有龋坏未进行充填，或有制备车针留下的痕迹等，在牙齿的表面形成了倒凹，这些倒凹不利于蜡型的摘取。为了蜡型的摘取方便，在制作蜡型前，都要用倒凹蜡或光固化倒凹树脂填补起来，以防蜡流进倒凹区。因此，需对代型表面的倒凹部分进行清除。填完倒凹后的地方要非常光滑不能形成新的倒凹。不能把这些倒凹与用于改善修复体固位的箱形或沟形相混淆。

代型表面处理完成后，用标记笔标记出边缘线（图 3 – 54）。标记边缘时，不能用力太大，否则会损伤边缘。标记边缘的笔，要求使用不含石墨的蜡质笔。因为，制作蜡型时，石墨会粘附在蜡型上，铸造时会影响铸件的质量。边缘线完成之后，在其表面涂一层石膏硬化剂（图 3 – 55）。石膏硬化剂的目的，一是固定倒凹剂，避免和蜡型粘连在一起。二是硬化代型表面，增加代型的强度。使用专用的石膏硬化剂，要求能浸入石膏的内部。一次的用量不能太多，绝对不能形成薄膜，尤其是边缘线处。太厚形成薄膜的话，会造成修复体在口内边缘不密合。

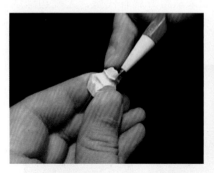 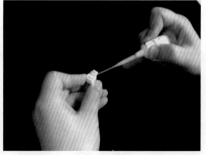

图 3 – 54　标记边缘线　　　　　　图 3 – 55　硬化代型表面

四、涂布间隙剂

涂布间隙剂的目的是为永久性固定修复体和预备体之间的粘固剂提供空隙。代型间隙剂是一种类似油漆的材料，在成分中加入了有色剂（如金和银）来方便技师识别。一般颜色不同，漆层的厚度也不同，单层的间隙剂厚度 10 ~ 15μm。修复体粘固剂需要 20 ~ 30μm，所以需涂两到三遍。涂布间隙剂时，不能太厚，太厚会造成修复体在牙体上太松，导致修复体固位力下降。通常在距边缘线至少 1mm 处不涂布间隙剂，否则会影响修复体边缘与牙体的密合性。涂布间隙剂之后的代型，要求表面光滑，尤其是固位洞型内，不能太厚导致固位型变浅或消失。

涂间隙剂的方法：左手捏住代型，用右手拿着刷子蘸上间隙剂，距颈部边缘线 1mm

处开始涂，均匀地刷上一层，等待干燥（图3-56）。干燥之后，再刷第二层。第一层和第二层间隙剂建议使用不同的颜色，尤其是涂布的代型个数比较多时，在实际工作中容易区分（图3-57）。

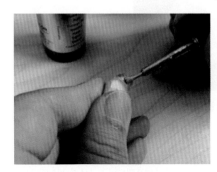

图3-56 涂布间隙剂

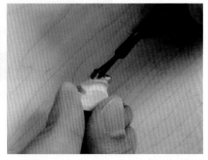

图3-57 涂布第二遍间隙剂

蘸取间隙剂时，每次蘸取得量不能太多。量太多的话，间隙剂容易流向颈部，造成表面不光滑，甚至形成倒凹。涂布第二层时，一定等第一层完全干燥后再涂，否则表面不光滑。间隙剂涂完之后，最后放在专用的底座上干燥，不要随意放置（图3-58）。

用小球钻把每个代型钉下面的孔打开，方便代型的摘取（图3-59），去除底座上的石膏渣。把代型复位回模型底座中，确保代型都就位到底，可卸代型的操作法能否成功，关键在此（图3-60）。去除对颌模型上及工作模型上余留牙殆面上的石膏瘤，确保咬合关系正确（图3-61）。在邻牙、对颌牙上涂布石膏硬化剂，干燥后，可卸代型制作完成（图3-62）。

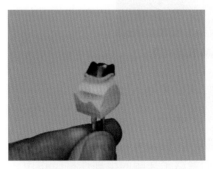

图3-58 修整完成的代型

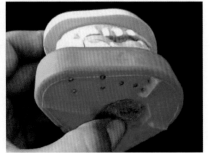

图3-59 钉孔打开

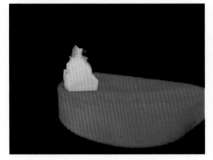

图3-60 代型顺利就位

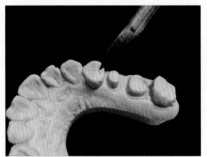

图3-61 去除石膏瘤

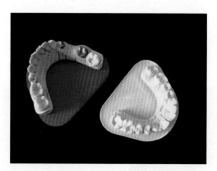

图 3 – 62　代型制作完成

五、制作 CAD/CAM 代型的要求

1. 代型表面处理后，只涂布石膏硬化剂，不需要涂间隙剂。因为在设计软件中，有添加间隙剂的功能。

2. 边缘下的人工倒凹，要求深 0.5mm，高 1.5mm。太浅的话，扫描后边缘线的图像不容易识别（图 3 – 63）。

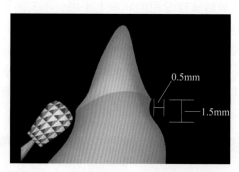

图 3 – 63　CAD/CAM 代型的要求

第四节　人工牙龈的制作

随着口腔修复技术的不断提高越来越要求制作出符合天然牙生物功能的修复体。通常牙医和技师非常重视修复体边缘的密合程度而忽略了牙龈的生理性按摩作用。在前面的代型修整工作中，对边缘线确认保留的同时，把基牙周围的软组织去除掉了。同时，也丢失了一些十分重要的牙龈组织的信息，也就是说将来制作的修复体边缘、颈部突度、邻面接触区与牙龈组织的关系将无法确认。会造成修复体与龈端有间隙，或者修复体轴面突度不是过大就是过小。为了解决这一问题，可以在模型上制作人工牙龈，解决固定义齿与牙龈的关系。

一、修整桥体盖嵴部

在桥体代型上确定桥体处人工牙龈的范围，用铅笔标记。用车针把桥体的盖嵴部分均匀的磨掉 2～3mm（图 3 – 64）。

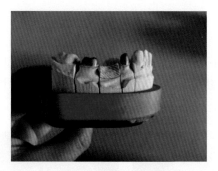

图 3 - 64 修整桥体盖嵴部

二、制备注射口与排气口

将之前制作好的人工牙龈印模准备好，在硅橡胶基牙区的组织面涂硅橡胶分离剂，以便把人工牙龈与印模分离开。把代型印模处的颊舌侧分别修整出通道，充当注射口与排溢口（图 3 - 65、3 - 66）。

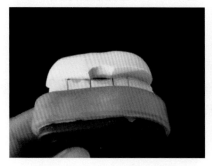

图 3 - 65 人工牙龈注射口

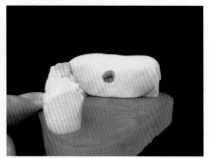

图 3 - 66 人工牙龈排溢口

三、人工牙龈成形

把已涂好分离剂的印模复位在工作模型上，把印模和模型紧紧地压在一起，以防两者在注射压力作用下撑开。并检查石膏内修整的通道是否畅通以及印模边缘是否密封于模型上。将专用的人工牙龈硅橡胶从注射口注入（图 3 - 67），直到从排溢口有人工牙龈的橡胶流出为止（图 3 - 68）。等待人工牙龈凝固。

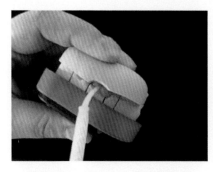

图 3 - 67 注入人工牙龈硅橡胶

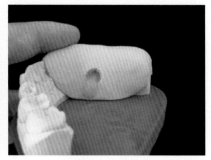

图 3 - 68 排溢气泡

四、修整人工牙龈

人工牙龈凝固之后，取下印模，将人工牙龈与印模分开。如果分离剂涂布不均匀或太少时，分离时容易撕裂牙龈。用手术刀把牙龈修整齐，去除影响人工牙龈就位的菲边，把人工牙龈就位到模型上（图3－69、3　70）。

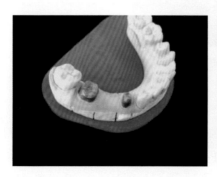 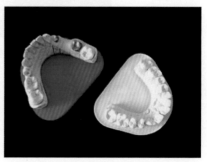

图3－69　人工牙龈制作完成　　　　图3－70　可卸代型制作完成

第五节　上　殆　架

工作模型和代型制作完成后，选择合适的殆架，以正确的颌位关系将工作模型转移到殆架上。上颌架的方法及操作步骤参照《优殆理论与技术》相关章节的内容。

思　考　题

1. 调拌石膏时，水粉配比的要点是？
2. 模型制作的整个过程中，需要注意的有哪些？
3. 简述种钉的要求。
4. 用流程图的形式，描述从检查印模到上殆架的过程。
5. 模型精度控制系统中石膏的膨胀有几种？能否避免？
6. 代型表面处理的重要性有哪些？

第四章 熔 模

 知识要点

通过对本章的学习，应对堆蜡法与浸蜡法得以掌握，并以这两种方法来掌握金属全冠熔模和金属基底冠桥熔模的制作。

熔模是指用蜡或塑料等可熔性物质制作的雏形，前者称蜡熔模，后者称塑料熔模，统称熔模，是固定义齿工艺技术流程的第三环节。

第一节 制作熔模的器材

一、器械

制作熔模所用的工具，主要由滴蜡器、雕刻刀、排笔、蜡卡尺、浸蜡器、放大镜、电蜡刀等组成。

1. 滴蜡器 形状有粗有细，主要用于加蜡，粗的用来加多量蜡，细的用来加少量蜡及细部结构的修整（图4-1）。

2. 雕刻刀 有各种型号，各种形状，用于修整形成光滑的熔模表面或用于铸冠牙体形态的雕刻（图4-1）。

3. 排笔 用来清除雕刻完成后留在熔模表面蜡屑的毛刷（图4-2）。

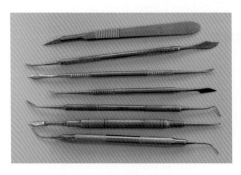

图4-1 滴蜡器和雕刻刀

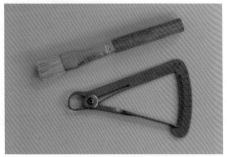

图4-2 排笔和蜡卡尺

4. 蜡卡尺 用来测量熔模厚度的一种测量工具（图4-2）。

5. 浸蜡器 主要用于牙科技工室金属基底冠熔模制作，可以根据所做熔模的厚度来自由调控浸蜡器的温度，一般情况下浸蜡器的温度设置在80℃~90℃之间，熔模的厚度可以控制在0.3~0.4mm（图4-3）。

6. 放大镜 主要用于观察熔模边缘是否有菲边，是否密合。放大倍数一般为8倍（图4-4）。

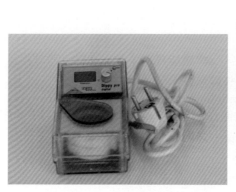 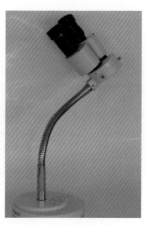

图4-3 浸蜡器　　　　　　图4-4 放大镜

7. 电蜡刀 可以自动调节温度的加蜡器，刀头可以根据不同细节要求来自由调换（图4-5）。

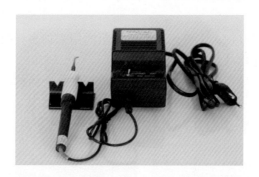

图4-5 电蜡刀

二、材料

熔模制作所用的材料有各种蜡和分离剂。

所用蜡：颈部蜡、嵌体蜡、铸造蜡等（图4-6）。

所用蜡线：ϕ1mm、ϕ2mm、ϕ3mm、ϕ4mm（图4-7）。

所有蜡的性能详见材料学。

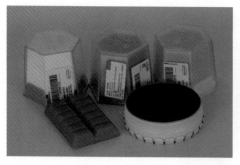

图 4-6 各种蜡

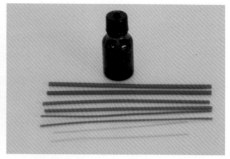

图 4-7 不同直径的蜡线和分离剂

第二节 准备代型

一、涂布代型分离剂

分离剂的主要作用是使模型材料与蜡分离，材料主要是油类，具有一定的黏度，又有很好的流动性，操作时能很容易地被均匀地涂在模型上，模型不会有任何的损坏，分离效果好。

涂布代型分离剂的操作方法：用小毛刷蘸少量的分离剂均匀涂抹在代型表面（图 4-8），涂到代型边缘线以下 1mm 区域，然后用吸水纸吸掉代型上多余的分离剂。

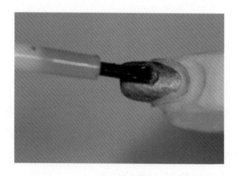

图 4-8 将代型涂布分离剂

涂布分离剂注意事项：

1. 分离剂不可涂布过多，否则蜡会漂浮在代型表面形成凹凸部或皱纹，分离剂也可被蜡吸收而影响熔模的精确性。

2. 分离剂不可过稠，否则会形成厚膜而影响代型与熔模的密合度。

3. 使用完一定要将瓶口盖严，以免引起黏度发生变化。

二、预热代型

将代型加热到工作温度（36℃～39℃），最主要的目的是防止熔模内表面产生横纹。所以应当将涂过分离剂的代型放置于浸蜡器上进行预热（图 4-9）。

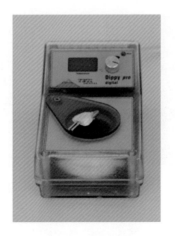

图 4 - 9　代型预热

第三节　制作熔模

一、制作熔模的方法

制作熔模的方法有很多种，下面将对滴蜡和压蜡技术、堆蜡技术、浸蜡技术和深冲技术予以一一介绍。

（一）滴蜡和压蜡技术

滴蜡和压蜡技术最适合于嵌体熔模的制作，能使熔模内部产生很小的应力且能达到最大的密合度。

操作方法及注意事项：这种技术随窝洞的大小而变化。小型窝洞可由液态蜡很快填满，待其表面硬固时，用手指加压并保持 1 分钟（图 4 - 10）。在较大的窝中，头一层蜡应迅速且尽可能大面积地抹上去，但又不溢到制备边界上。再次添加的蜡必须很热且快速放置以使它与前面的蜡完全混合在一起（图 4 - 11），否则蜡与蜡之间就会出现分层。每次只加一点蜡并把它准确地放于正确的位置上。一旦填满窝洞，就需立即用手指加压直至蜡完全硬固。

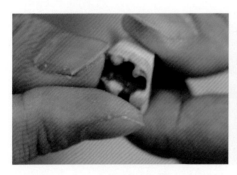

图 4 - 10　手指加压保持 1 分钟

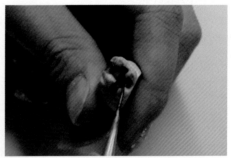

图 4 - 11　再次添蜡但不溢到边界上

（二）堆蜡技术

堆蜡技术最适合于金属全冠熔模的制作，其次也适合于固定义齿各种熔模的制作。

用火焰或电蜡刀将蜡熔化并迅速地堆放在代型表面或指定部位（图4-12）。此项技术要求事先做练习并积累一定的经验：如对蜡温的掌握、蜡量的控制、各种蜡性能的了解等。还应对冠颈缘进行加强，并准确地修整到制备边界处，再用稍加热的蜡刀对熔模进行精修（图4-13）。最终获得功能与形态皆优的金属全冠熔模。

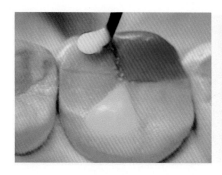 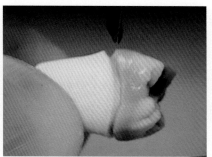

图4-12　用堆蜡法准确堆置指定部位　　　　图4-13　精修熔模边缘

（三）浸蜡技术

此技术最适用于做金属烤瓷基底冠的制作。在一个温度可控的容器内使浸蜡液化，然后把代型在其中浸入一次或多次。每浸一次，蜡层就厚一些，蜡层厚度还和蜡的品牌及浸蜡器温度有关，另外代型在液蜡内停留时间的长短也有关系。因此，采用此技术时也需要事先练习和积累经验。当蜡冷却和凝固后，应进行形状修正，直至制备边界处，代型边缘线有助于去掉多余的蜡。

浸蜡注意事项：

1. 浸蜡时手臂应有良好的支点（图4-14）。
2. 浸蜡时动作要匀速，不可过慢过快，保证熔模厚度均匀一致。
3. 使用过程中应定期保养，清洗，及时去除蜡池周围的蜡（图4-15）。

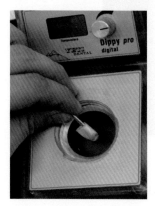 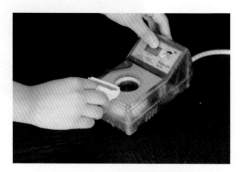

图4-14　浸蜡时要有良好的支点　　　　图4-15　定期清理浸蜡器

（四）深冲技术

在深冲技术中（图 4 - 16），把一片 0.6mm 厚的可完全烧尽的塑料膜放在一个环座上并放在火焰上方加热（图 4 - 17）。然后连同环座把此塑料膜放在一个装有特种填料的底座上，并把代型压入其中（图 4 - 18）。如果该塑料膜处于恰当的塑性态，则会紧密地包住代型（图 4 - 19）。从代型上取下后，可用小剪刀对此基底冠熔模进行修剪（图 4 - 20）。如果塑料膜在前道工序中加热过度，则基底冠熔模会因太薄而不能使用。

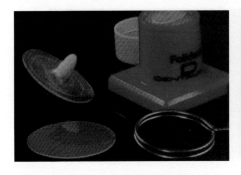

图 4 - 16　深冲技术的器材

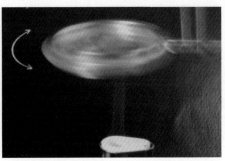

图 4 - 17　加热塑料膜

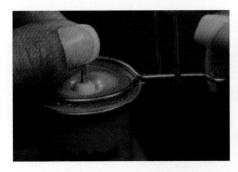

图 4 - 18　将代型压入塑料膜中

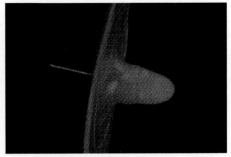

图 4 - 19　塑料膜紧密包住代型

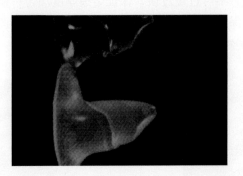

图 4 - 20　将代型取下

此种塑料膜的优点是其厚度均匀，特别适用于具有饰面的熔模。当需在唇面或颊面刮削出饰面窗口时，可把此塑料膜刮削透；如果操作正确，就会制作出所需的熔模厚度。

图 4-21 中显示了用浸蜡法制作的基底冠熔模和用深冲法制作的基底冠熔模。

深冲法或浸蜡法制作的牙冠基底冠熔模都不具有理想的边缘。为此得进一步进行边缘修整。首先应把边缘切掉 2mm，然后沿制备边界涂布分离剂，并用颈部蜡进行封闭（图 4-22）。

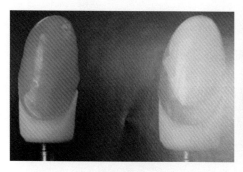 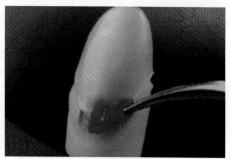

图 4-21　浸蜡法与深冲法的对比　　　　图 4-22　精修边缘

二、嵌体熔模的制作

现以上殆第一磨牙远中殆面嵌体熔模制作加以图示说明。

图 4-23 检查模型及预备代型的内表面是否光滑，有无倒凹。

图 4-24 在代型、邻牙及对殆模型上涂布分离剂。

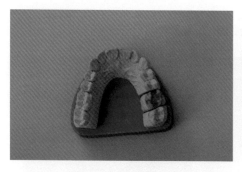 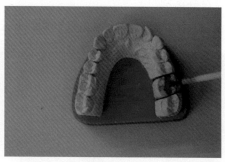

图 4-23　检查模型及预备代型的内表面　　图 4-24　在代型、邻牙及对殆模型上涂布分离剂

图 4-25 用电蜡刀或热蜡刀取颈部蜡，将制备区抹一层。

图 4-26 用嵌体蜡填充空腔。每次蜡量不可过多，并把蜡准确地放在正确的位置上。填蜡时要使预备体殆面与对颌牙殆面留有一定的空间，形成蜡平台。

图 4-27 将邻面制备区填满并移行余留牙体组织面，这时用手指给嵌体熔模施加压力以减小蜡的内应力。

图 4-28 对邻面的过渡外形进行修整，用热蜡刀烫软邻面接触区。

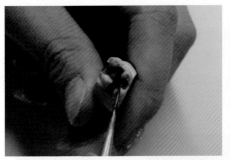

图 4-25 将制备区抹一层颈部蜡

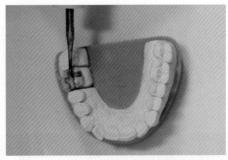

图 4-26 用嵌体蜡填充空腔，形成蜡平台

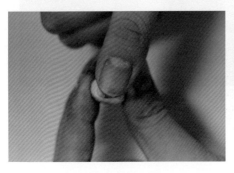

图 4-27 用手指给嵌体熔模施加压力以减小蜡的内应力

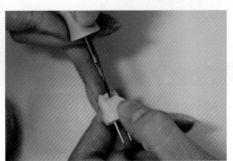

图 4-28 用热蜡刀烫软邻面接触区

图 4-29 迅速将代型就位到模型上，为防止熔模与邻牙粘连，可在代型就位前往邻面再次涂布分离剂。

图 4-30 待蜡凝固后，取出代型修掉多余的蜡使邻面具有标准的外形。

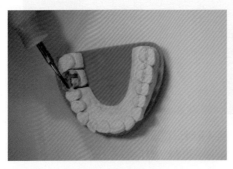

图 4-29 将代型就位到模型上，在就位前往邻面再次涂布分离剂

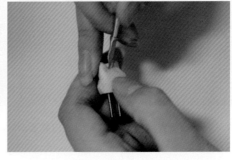

图 4-30 蜡凝固后，取出代型修掉多余的蜡使邻面具有标准的外形

图 4-31 代型重新就位到模型上，再次检查邻接关系，如有必要，可再次调整邻接关系，直至标准。

图 4-32 𬌗面咬合接触区的形成。由于𬌗面制备区正好是被动中位的区域，所以应该在此区域根据对颌的主动中位设定咬合接触点。

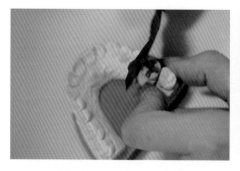

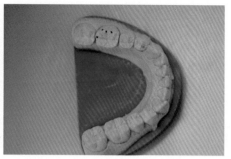

图 4 – 31　代型重新就位到模型上，检查邻接关系

图 4 – 32　形成𬌗面咬合接触区

图 4 – 33 把下颌主动中位的接触点转移至上颌被动中位区域，分别是上颌第一磨牙近中边缘嵴、近中颊尖三角嵴、远中颊尖三角嵴和远中边缘嵴处。

图 4 – 34 在接触点区域形成蜡锥，直至在正中关系位时与对颌发生接触。

图 4 – 35 在𬌗架上模拟口内的各种运动，检查接触蜡锥的咬合情况。

图 4 – 36 检查无障碍后，恢复其余的𬌗面牙体组织。

图 4 – 37 最后再做各种运动，检查最终的咬合情况，达到正中𬌗时无早接触，前伸𬌗及侧方𬌗时无干扰（图 4 – 38）。

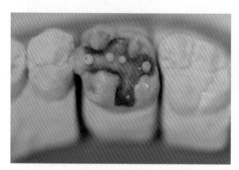

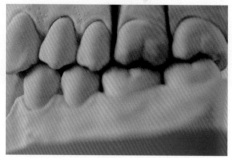

图 4 – 33　把下颌主动中位的接触点转移至上颌被动中位区域

图 4 – 34　在接触点区域形成蜡锥，使正中关系位时与对颌发生接触

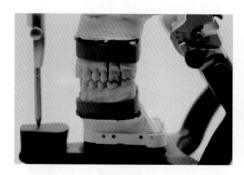

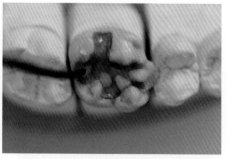

图 4 – 35　在𬌗架上检查接触蜡锥的咬合情况

图 4 – 36　恢复其余的𬌗面牙体组织

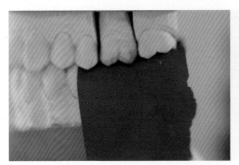

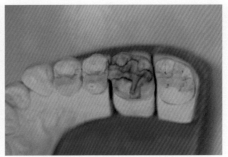

图 4 - 37　做各种运动，检查最终的
咬合情况

图 4 - 38　达到正中𬌗时无早接触，
前伸𬌗及侧方𬌗时无干扰

把嵌体熔模从代型上取下来。有两种方法：其一，用刀尖在邻面上扎入（图 4 - 39）。并小心地把它从模型上取下来。其二，为避免变形，则常使用 U 型金属丝。U 型金属丝用作从牙齿或代型上取下熔模的手柄（图 4 - 40），其 U 型支架间的距离约等于近中点隙和远中点隙间的距离，能抵制熔模变形。

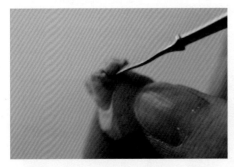

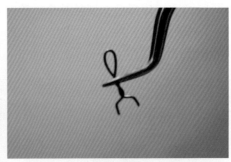

图 4 - 39　用刀尖在邻面上扎入法
取下嵌体熔模

图 4 - 40　用 U 型金属丝从牙齿或
代型上取下熔模的手柄

图 4 - 41 稍稍加热 U 型金属丝的两支架，把 U 型金属丝放在熔模𬌗面的近远中点隙上并握住它直至蜡开始凝固。

图 4 - 42 把 U 型金属丝放合适后，就不要再动它，让它完全冷却。用拇指和食指握住 U 型金属丝并用力拉，从𬌗向直接取下熔模。检查熔模内部的密合性是否合适。如不

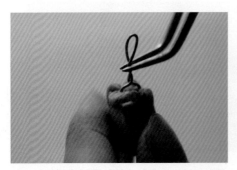

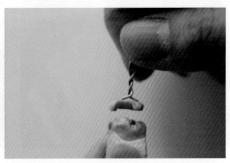

图 4 - 41　加热 U 型金属丝两支架，放在熔模
𬌗面的近远中点隙上并握住它至蜡开始凝固

图 4 - 42　U 型金属丝放合适后不要
再动，至完全冷却

密合，用一加热的滴蜡器重新调整蜡，使它与预备形态相适应。

图4-43 把熔模放回代型上并让熔模充分就位。在取下U型金属丝时，请先加热镊子然后再夹U型金属丝，此时热量将转移到金属丝上，随后轻轻一拉就能取下熔模上的U型金属丝。

图4-44 熔模上的孔用适当加热的滴蜡器取蜡填补。

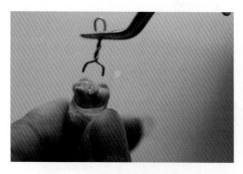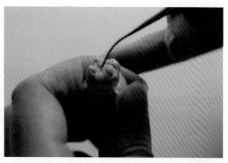

图4-43 把熔模放回代型上 　　图4-44 熔模上的孔用加热的
并让熔模充分就位 　　　　　　滴蜡器取蜡填补

图4-45 如果需要，请重新修整𬌗面解剖形态。

图4-46 封闭边缘，用颈部蜡重新加修颈缘，再用放大镜精修边缘，使之密合。

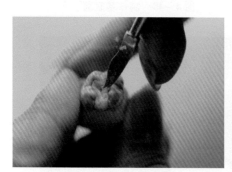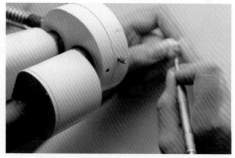

图4-45 修整𬌗面解剖形态 　　图4-46 封闭边缘，用颈部蜡和
放大镜精修颈缘

三、金属全冠的熔模制作

金属全冠的熔模制作必须熟悉天然牙的解剖形态，恢复美观的外形及提供下颌运动时和谐而有效的咀嚼。因此全冠熔模的恢复，特别𬌗面熔模的恢复不仅在正中关系位时与对颌牙有正中𬌗接触，而且要考虑下颌作前伸及侧向运动时不出现𬌗干扰。为此，需要注意牙尖高度和分布、沟和嵴的方向及窝的深度。𬌗面的解剖形态必须与颞下颌关节髁状突的运动相协调，制作中𬌗面的加蜡应特别仔细。

下面以上颌第一磨牙为例用仿天然牙堆蜡技术（NAT）来介绍全冠的熔模制作。

1. 观察模型是否咬合正常，无变形，无瘤子。然后分析偏𬌗类型为尖牙保护𬌗或组牙功能殆，作为修复𬌗面功能性形态的依据（图4－47）。

2. 制作基底冠。用滴蜡器将代型表面均匀裹一层灰色基底蜡，或在浸蜡器中均匀浸一层基底蜡（图4－48）。

3. 在基底冠上形成平台。恢复平台以下的轴面形态，如：外形高点、邻接关系（图4－49）。

4. 确定𬌗罗盘原点，画出功能运动方向（图4－50）。

牙尖交错𬌗状态下，对颌牙的主功能尖对应在平台的位置为原点并做出标记（图4－51），以原点为中心，画出各种功能运动轨迹，形成𬌗罗盘（关于𬌗罗盘的概念详见《优𬌗理论与技术》）。

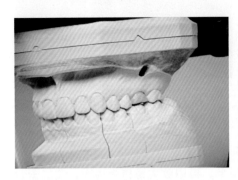

图4－47　观察模型

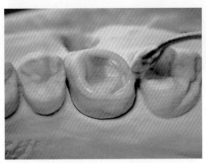

图4－48　制作基底冠

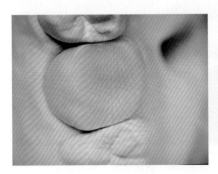

图4－49　形成平台

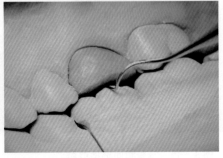

图4－50　确定原点

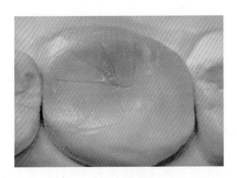

图4－51　画出𬌗罗盘

5. 确定该牙尖的位置，根据𬌗罗盘和上下牙的咬合关系，确定各个牙尖的位置。

（1）近中舌尖用绿色蜡球定位于即刻侧移范围之外（图4-52）。

（2）远中颊尖用蓝色蜡球定位于后退运动范围之外（图4-53）。

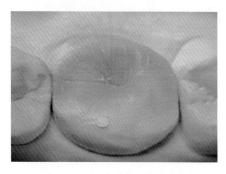
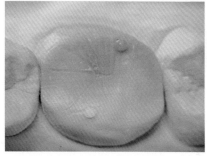

图4-52　定位近中舌尖蜡球　　　　图4-53　定位远中颊尖蜡球

（3）近中颊尖用黄色蜡球定位于前伸侧方运动线上（图4-54）。

6. 形成蜡柱

在确定的牙尖位置处加高成柱，牙尖的高度与整个牙列的𬌗曲线相吻合。根据𬌗罗盘，检查牙尖在做各种功能运动时无障碍（图4-55、4-56）。

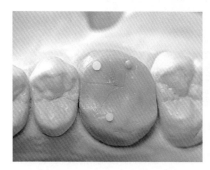
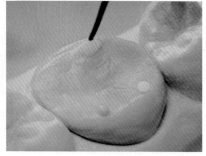

图4-54　定位近中颊尖蜡球　　　　图4-55　形成近中舌尖蜡柱

7. 形成蜡锥

在蜡柱的基础上形成蜡锥（图4-57、4-58），保证功能运动中蜡锥不能与对颌牙发生接触（图4-59）。

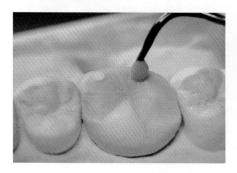
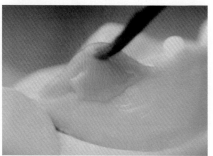

图4-56　形成远中颊尖蜡柱　　　　图4-57　形成远中颊尖蜡椎

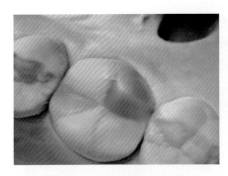

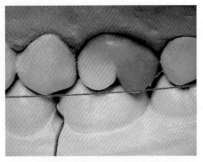

图 4-58　所有蜡椎的形成　　　　图 4-59　检查咬合关系

8. 设定咬合点的位置及数量

设计咬合接触点以标准接触点为基础（图 4-60）应位于主动中位结构和被动中位结构上，使𬌗力沿牙体长轴方向传导。根据患者𬌗接触类型，确定接触方式；设计时应考虑前止接触和后止接触；如果是种植牙修复体或牙周状况不佳者要减少咬合接触点的数量；设计出咬合接触点并在对颌模型上标出。

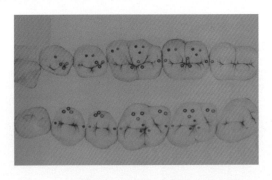

图 4-60　标准接触点

根据对颌牙上设计的咬合触点，在蜡锥的相对应位置制作接触点要与上颌接触点相吻合，再根据𬌗罗盘检查在各种功能运动状态下有无阻挡。

（1）上颌第一磨牙近中舌尖下方的三角嵴上找到一接触点为 9 号接触点（图 4-61）。

（2）上颌第一磨牙近中舌尖的近中舌斜面上找到一接触点为 5 号接触点（图 4-62）。

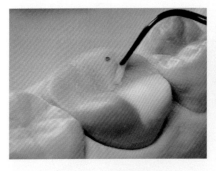

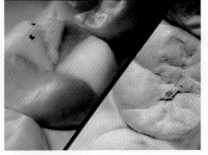

图 4-61　9 号接触点　　　　图 4-62　5 号接触点

（3）上颌第一磨牙近中舌尖的远中舌斜面上找到一接触点为 6 号接触点（图 4-63）。

（4）上颌第一磨牙远中颊尖三角嵴靠近中央沟处找到一接触点为 4 号接触点（图 4 - 64）。

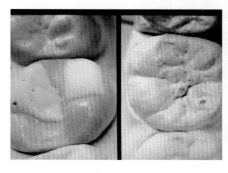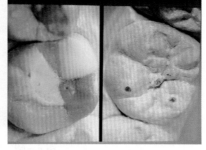

图 4 - 63　6 号接触点　　　　　　　图 4 - 64　4 号接触点

（5）上颌第一磨牙近中颊尖三角嵴靠近中央沟处找到一接触点为 3 号接触点（图 4 - 65）。

（6）上颌第一磨牙近中边缘嵴上找到一接触点为 1 号接触点（图 4 - 66）。

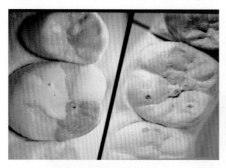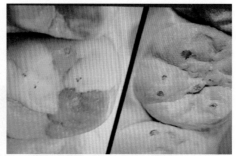

图 4 - 65　3 号接触点　　　　　　　图 4 - 66　1 号接触点

（7）上颌第一磨牙远中边缘嵴上找到一接触点为 2 号接触点（图 4 - 67）。

（8）上颌第一磨牙远中舌尖的远中牙尖嵴上找到一接触点为 7 号接触。上颌第一磨牙远中舌尖的近中牙尖嵴上找到一接触点为 8 号接触点（图 4 - 68）。

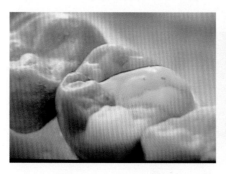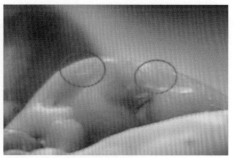

图 4 - 67　2 号接触点　　　　　　　图 4 - 68　7、8 号接触点

9. 做出𬌗面细微结构，完成𬌗面形态，根据𬌗罗盘再次检查各种功能运动状态下有

无阻挡（图 4 - 69）。

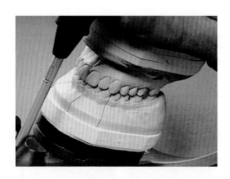

图 4 - 69　检查咬合

10. 熔模颈缘的修整

颈部蜡必须与牙体密合，这关系到修复体的就位和预后。在𬌗架的可卸式代型或分段牙列工作模型上完成熔模的𬌗面及轴面外形后，就可将代型从石膏模型上取出来，进行熔模颈缘的最后修整。将轴面已成型的熔模颈缘处切短 2mm（图 4 - 70），重新加颈部蜡于代型的颈部（图 4 - 71），使之覆盖整个边缘，蜡冷却后在放大镜下用雕刻刀去除多余的蜡并修整光滑。修整时，在靠近代型边缘下的凹陷处，雕刻刀必须和石膏保持接触，并将雕刻刀微微加热，以确保雕刻刀不致将代型颈部边缘石膏破坏（图 4 - 72）。

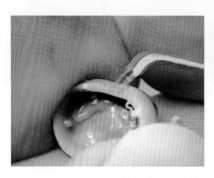

图 4 - 70　边缘修整

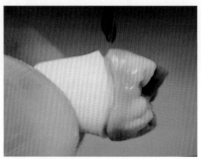

图 4 - 71　添加颈部蜡

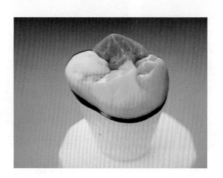

图 4 - 72　修整完成的全冠熔模

四、金属烤瓷基底冠桥熔模制作

(一)金属基底冠的熔模制作

1. 基底冠的熔模设计

(1)单冠金属基底熔模制作要求 前牙、后牙单冠的金属基底设计较简单。除在设计中考虑覆𬌗、覆盖关系及咬合关系外,还应注意以下几点:

① 单冠的金属基底可做到最薄。贵金属基底冠可在 0.4mm;非贵金属可控制在 0.3mm 左右。

② 牙体上的缺损、龋洞、咬𬌗间隙较大的区域,用金属恢复正常外形,以保证瓷层厚度的均匀一致(图 4 - 73 ~ 4 - 75)。

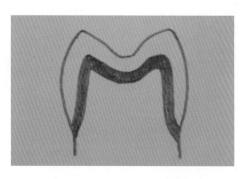

图 4 - 73 恢复正常内冠厚度

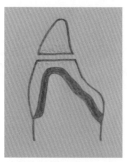

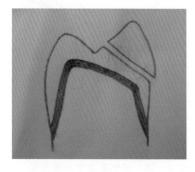

图 4 - 74 前牙内冠未恢复够导致切端崩瓷 **图 4 - 75 后牙牙尖的崩瓷**

③ 金瓷交界线应圆滑、流畅,避开咬合区域,交角处应形成直角或钝角。

④ 前牙牙冠邻面应尽量增加瓷层的透光性,以增加美学效果。

⑤ 熔模表面必须光滑,由于陶瓷易于从凹面收缩,所以必须消除深的凹窝或凹角。

(2)固位体基底熔模的制作要求 在单冠熔模制作基础上把基底冠熔模加厚,以保证适当的强度和硬度。贵金属基底冠的厚度至少应为 0.4 ~ 0.5mm 左右,贱金属基底冠的厚度可以控制在 0.35mm 左右。

2. 基底冠熔模制作

(1)回切法 在临床实际工作中,熔模回切法适用于初学者或较复杂的病例。此种方法直观、准确，但操作较为复杂。

当牙冠、牙桥恢复了正常的生理解剖外形、覆𬌗、覆盖关系、咬合关系、邻接关系之后，用硅橡胶在前牙的唇面、后牙的颊、𬌗面制作该区域的咬合印迹。以利于评价熔模回切量和外形。

模型上的轮廓刻画好之后，将其放置于代型上。为了能取得均一的瓷层厚度，熔模各个部位必须去除同样均一厚度的蜡层。根据这个标准切缘应去除 1.5mm（图 4-76、4-77）。唇侧邻面各个部位应去除 1.0~1.5mm，邻面金-瓷结合界面部位应距舌面0.5mm。利用雕刻刀精修熔模，在其邻面部位雕刻金-瓷结合界面，并在唇面中心雕刻垂直沟（图 4-78、4-79）。近-远中面切割同样的沟。从切端观察这些沟的深度应为 1.0mm。

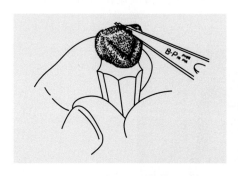

图 4-76　去除切缘

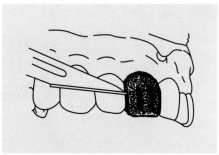

图 4-77　修正唇面、邻面

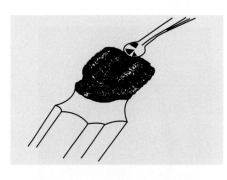

图 4-78　雕刻唇面中心垂直沟

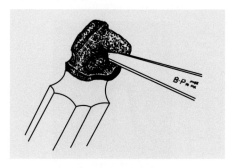

图 4-79　回切各个面

唇面边缘的设计必须确定之后方可预备牙体，因为它会受到唇面边缘线的限制或影响。用蜡刀去除蜡层，使唇面边缘的蜡颈缘为 1.0mm 宽，以便在包埋时加固金属颈圈，并保证铸造边缘适当的体积。金属颈圈应变窄约 0.3mm。

用蜡卡尺核查熔模的厚度。其在唇面部位的厚度应为 0.4~0.5mm。把代型放回到工作模型上，使咬合印迹准确复位，观察各部位回切的空间是否符合要求。若各部位间隙合适，回切熔模即告完成。

（2）*浸蜡叠加法*　浸蜡叠加法在实际工作中应用较多，操作简便，但技术含量高，需对整体空间结构掌握到位，所以需有经验的技师进行操作，步骤如下。

① 对代型进行预热，涂布分离剂（图4-80、4-81）。

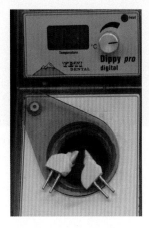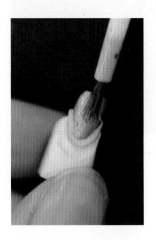

图4-80 代型预热　　　　图4-81 涂布分离剂

② 浸蜡（详见浸蜡技术）

③ 叠加要求：

a. 恢复过薄部位如：切角、牙尖、边缘嵴等（图4-82）。

b. 修正较厚部位如：舌窝、殆面等。

c. 需要加厚部位如：前牙切端，后牙牙尖曲线恢复部位（图4-83）；近远中邻面，殆缘恢复邻接部位；长桥的基牙；附着体的基牙；单端桥的基牙。

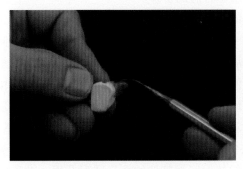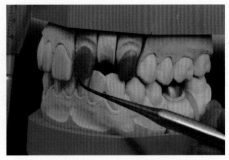

图4-82 恢复过薄部位　　　　图4-83 切端的恢复

④ 加颈缘蜡与金瓷交界线蜡：

a. 用蜡刀切去颈缘2mm，加红色颈部蜡封闭颈缘（图4-84）。

b. 接合要求：颈部蜡与浸蜡无接缝，内表面光滑。

c. 金瓷交界线设计原则：交界线应避开咬合接触区1~2mm。

d. 金瓷交界线的位置：应放置在基牙舌侧颈1/3至两轴角处（图4-85）。

e. 前牙咬合过紧，或咬于颈1/3区域，可设计为金属舌面背，制作舌面背要求恢复舌侧形态，边缘嵴，舌窝及外形高点，分界线清楚。

f. 完成的金-瓷交界线要设计合理，形态美观。

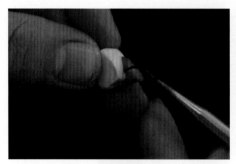

图4-84　加红色颈部蜡

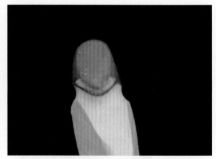

图4-85　设计金瓷交界线

（二）桥体和连接体

1. 桥体

（1）桥体的设计

① 桥体设计的基本要求：桥体要易于清洁；桥体与龈组织有最小接触，而且不易嵌塞食物；桥体要形成牙齿的基本轮廓；桥体与对颌牙有和谐的𬌗关系。

② 桥体龈面在设计上具有很大的弹性及美观效果，有三种基本形式，但各种形式在形成接触关系时，应该是有接触，但无压迫。

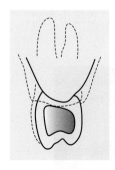

图4-86　鞍式桥体

　　　鞍式：此种形式的桥体占据了缺失牙的整个空间。它填满了楔状隙，覆盖了牙槽嵴，与牙槽嵴有较大的接触（图4-86）。因为其不易清洁，所以是一种最不合理的桥体。

　　　盖嵴式：由此种形式的桥体覆盖了缺失牙的大部分区域，减少了对牙槽嵴的接触（图4-87）。桥体的龈面是光滑的瓷面，舌侧只接触牙槽嵴的顶部，然后斜向𬌗面。颊侧的接触减少到最小，呈三角形。舌外展隙打开以便于牙线或牙签的清洁，并且没有组织接触压力。另有一些桥体设计为仅在颊侧面有组织接触，在牙槽嵴顶留下一个空间。但是，这种设计能造成食物嵌塞及患者的异物感。

为了避免这些，桥体在牙槽嵴顶的舌侧区域必须有接触（图4-88），食物则通过舌头的作用被清除掉。实际它是一个小的三角形组织接触区而其他的面是球形凸面。此种桥体为最合理的形式，也符合最佳的审美学要求。

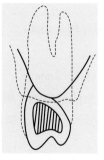

图4-87　舌侧只接触牙槽嵴顶

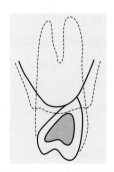

图4-88　仅在颊侧面有接触

卫生桥：全自洁型桥体，该桥体距离牙槽嵴黏膜的距离不得小于3mm，且龈底呈球形，多用于下颌后牙的修复，但该形式的桥体审美性、发音、舌感等方面略差。

③ 桥体𬌗面的形式

𬌗面的大小、形态直接影响基牙的负担能力。多数学者认为：不论基牙条件好坏，其缺失牙的功能不宜全部恢复。当缺失一个牙的双端固定桥，其功能最多恢复90%；当基牙条件良好，修复两个缺失牙时，恢复原功能的75%左右；修复三个缺失牙时，恢复原功能不能超过50%。如果基牙条件较差时，则上述的功能恢复还应相应减少。

（2）桥体减轻𬌗力的方法

固定桥产生挠曲与𬌗力的大小、桥体金属𬌗面的厚度与长度、桥体的材料机械强度以及桥体结构形态等有关因素密切相关。减轻𬌗力是解决桥体挠曲、保护基牙的最有效措施。减轻𬌗力常采用的方法有减小𬌗面颊舌径宽度，通常减功能尖、加大𬌗面颊舌外展隙、加深𬌗面沟槽、调磨锐利牙尖等措施（图4-89）。

（3）桥体的预制蜡件

（图4-90）中显示了若干用于瓷覆盖的预制蜡件。这些辅助蜡件非常有用，并简化了桥的制模工作。其中也包括空心蜡桥、预制𬌗面和全冠。带孔的桥件和实心桥件一样结实，但是可以降低铸件重量，这种结构的效果在后牙区十分明显。

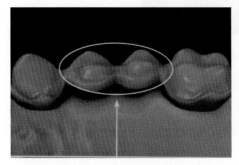

图4-89　长桥减径效果图

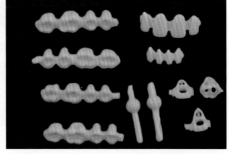

图4-90　桥体的预制蜡件

2. 连接体的要求

连接体应大于正常的接触区面积，以增强固定桥的抗挠曲作用，并应注意恢复桥体与固位体之间的楔状隙及颊舌外展隙，以利于自洁作用及食物排溢。把已选好的桥体放置在基底冠之间，通过从唇面、切缘和侧面的观察可以把此桥体调整到正确位置，然后进行一侧连接，之后连接另一侧，以免在蜡制桥件内产生应力。

连接桥体时应注意：

（1）连接体应有最大的𬌗龈高度，不伤害龈组织（图4-91）。

（2）在𬌗龈高度较小的桥体上，连接体应延伸至𬌗面，其𬌗龈及颊舌向的最小厚度应该是2.5mm。金属基底应做成波浪状（图4-92）。

（3）每增加一个桥体，桥的应力将增加8倍，因此必须增加连接体的尺寸。如果必要，使用较高强度和弹性模量的金属。

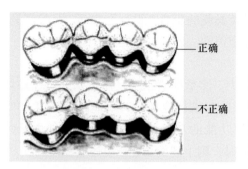

图4-91 连接体应有最大殆龈高度，不伤害龈组织

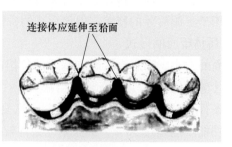

图4-92 当殆龈距离受限时，连接体应延伸至殆面

（4）殆龈距离足够时，如果连接体延伸在邻接区，可获得较佳的美学效果（图4-93）。

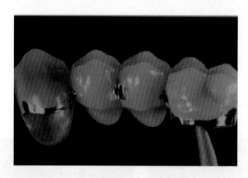

图4-93 连接体延伸至连接面，可获得最佳美学效果及提供下部金属结构足够强度

（5）在前牙尽可能向舌侧延伸连接体来防止颊-舌向折断，当瓷/金属交界位于近接触区舌侧时，最利于应力分散（图4-94）。

（6）多个桥体的前牙桥，应该使舌侧金属边尽量延伸（图4-95）。连接体也可以延伸到连接处表面，以保证足够的金属强度。

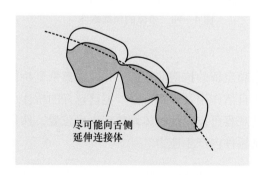

图4-94 前牙尽可能向舌侧延伸连接体，防止颊-舌向折断

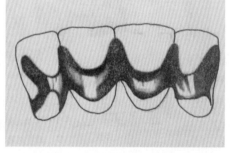

图4-95 多单位前牙桥应该使舌侧金属边尽量延伸

五、热压铸造陶瓷基底冠熔模制作

热压铸造陶瓷可用失蜡铸造法加压铸造完成，强度高，收缩性小，边缘密合性好，

有良好的生物相容性，可根据需要配色，更美观自然，其强度接近于釉质。因而近年来开始用于前牙全冠修复，随着材料性能改进，应用范围会逐渐扩大。

（一）牙体预备

1. 切端，殆面预备的间隙为 1.5～2.0mm。

2. 唇侧及舌侧应预备的间隙为 1.0～1.5mm，后牙轴面方向聚合度最好为 6°～8°。

3. 颈部做 135°或 90°凹面肩台预备，不能做刃状、羽状、浅凹及斜面预备，以防冠边缘抗力性下降。

4. 患牙各预备面应高度圆滑，禁止有任何尖锐棱角，否则冠容易破裂。

（二）熔模制作

1. 将代型表面涂布分离剂（图 4 - 96）。

2. 用浸蜡技术将代型表面均匀浸蜡厚度不少于 1.0mm，以保证铸造陶瓷的强度（图 4 - 97）。

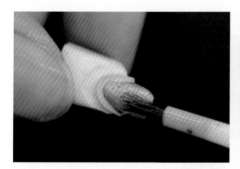 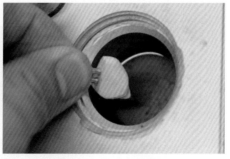

图 4 - 96　涂布分离剂　　　　　　　　　图 4 - 97　浸蜡

3. 叠加熔模给瓷层留出均匀的空间（图 4 - 98）。

4. 加颈缘蜡：

（1）用蜡刀切去颈缘 2mm，加红色颈部蜡封闭边缘（图 4 - 99）。

（2）颈部蜡与浸蜡无接缝，无横纹，内表面光滑。

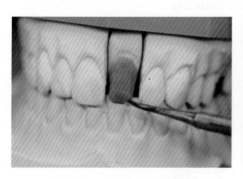 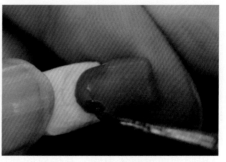

图 4 - 98　给切端恢复蜡层　　　　　　　图 4 - 99　加颈缘蜡

5. 修整边缘：

（1）边缘高度密合（图4－100）。

（2）边缘长短合适，无菲边或短缺。

（3）边缘的形态与代型相协调，肩台宽度明显者，熔模边缘也相应做出凹形态，无肩台者应移行成最薄厚度1.0mm（图4－101）。

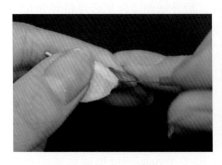
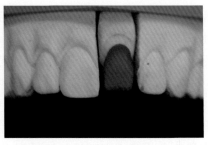

图4－100　边缘高度密合　　　　　图4－101　内冠厚度均匀

（4）放大镜下检查并精修边缘（图4－102）。

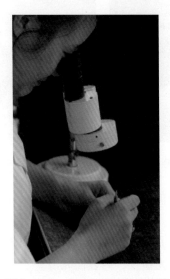

图4－102　在放大镜下精修边缘

六、树脂饰面冠桥基底熔模制作

树脂饰面冠由于使用的树脂材料不同，熔模的形态要求亦有所区别。如用 Artglass 树脂制作树脂饰面冠熔模时，其熔模的形态同金属－烤瓷熔模相一致，只是在用树脂覆盖的区域内的熔模表面黏附增加机械固位的尼龙珠或蜡珠（图4－103）；若用光固化树脂制作树脂饰面冠熔模时，其熔模要求应恢复金属舌背（或金属猞面），因此两者有所区别。以树脂饰面冠前牙为例，其熔模的制作方法步骤是：

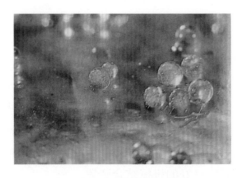

图 4 – 103　机械固位尼龙珠

（一）形成全牙冠形态熔模

在可卸代型基牙上涂布油性分离剂后，根据缺牙部位，用嵌体蜡将该牙冠的形态完全恢复出来，包括外形，邻接面形态，唇面突度，舌侧形态（图 4 – 104）。熔模要求与对颌牙无早接触，与同名牙一致，同时注意与对颌牙的咬合关系正确（图 4 – 105）。

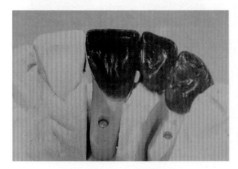

图 4 – 104　恢复牙体外形

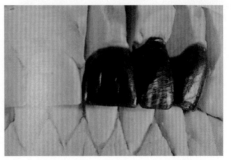

图 4 – 105　检查咬合关系

（二）回切

回切是去除唇面部分的嵌体蜡，留出用于树脂恢复的空间，保证其美观（图 4 – 106）。回切的厚度为 1.0mm 左右，余留的熔模厚度不小于 0.3mm。由于树脂的强度较弱，应注意避开切应力及咬合压力对其的破坏，只在唇侧覆盖光固化树脂，以恢复美观。

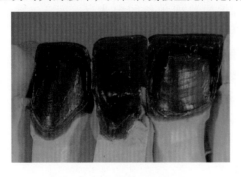

图 4 – 106　回切后的唇面形态

（三）形成与树脂的连接装置

目前树脂与金属之间形成的化学结合力，还不足以完全抵挡住切应力对其的破坏作用，采用机械结合装置来加强金属与树脂的结合力是非常必要的。形成金属树脂机械结合的方法有多种，如采用失晶法，喷砂法，针刺倒锥法及固位球法等，其中最为方便的方法是固位球法，此方法是在回切后的唇面，先涂布一薄层粘结剂（图4-107），然后将蜡珠或尼龙珠撒在与树脂结合的回切部位（图4-108），由于粘结剂的存在，使蜡珠粘在回切的部位，以形成与树脂良好的机械结合装置。

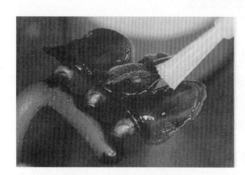
图4-107 涂布粘结剂

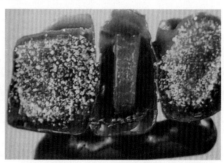
图4-108 粘接固位球

思 考 题

1. 制作熔模的工具主要由（　　）、（　　）、（　　）、（　　）、（　　）、（　　）、（　　）等组成。

2. 涂布分离剂的主要作用是（　　　　　　）。

3. 预热代型的目的是（　　　　　　）。

4. 制作熔模的方法有（　　）、（　　）、（　　）（　　）。

5. 单冠贵金属基底冠厚度为（　　）非贵金属基底冠厚度为（　　），固位体贵金属基底冠的厚度为（　　）。

6. 桥体龈面的接触方式有（　　）、（　　）、（　　）。

7. 热压铸造陶瓷全冠熔模殆面预备间隙为（　　），唇侧及舌侧预备间隙为（　　），后牙的聚合角度为（　　）。

8. 金属全冠的熔模用堆蜡技术（NAT）制作的流程？

9. 制作金瓷交界线的要求？

10. 制作金属烤瓷基底冠桥熔模时减轻殆力的方法？

11. 制作金属烤瓷基底冠桥熔模时连接体的要求？

第五章 包埋、铸造技术

 知识要点

　　本章主要讲述从熔模转换成金属铸件的整个过程，重点突出了安插铸道、包埋、去蜡焙烧、铸造四个环节的内容。通过学习应当对本章的设备、材料和一些辅助设施有初步的认识，并对四个环节的方法、步骤及注意事项得以掌握。

　　铸造是把金属熔化注入铸模腔里，冷却后凝固成为铸件的一个过程。通常应用的铸造方法是熔模铸造法，由于常常使用蜡制作熔模，也叫失蜡法，在铸造学中属于精密铸造范畴。它是固定义齿工艺技术流程的第四环节。

第一节 安插铸道

要制作高精密、完整和精确的铸件，安插铸道的尺寸和外形结构起很关键的作用。

一、铸道的概念及用途

（一）铸道的概念

　　熔融金属进入铸模中的通道，这种通道称为铸道，形成铸道的物件称为铸道针。铸道针所占据的位置即为铸道，也就是蜡排出及铸金流入的通道。从严格意义上讲，铸道和铸道针是两个不同的概念，但在日常工作习惯中已不再详细区分，而通称为铸道。

（二）铸道的作用

　　铸道在熔模被包埋前安装到蜡型上（图5-1），摘取后安放在铸道底座的恰当位置上，支撑和形成铸道通道（图5-2）。
　　铸道的作用是：①提供去蜡焙烧时残余蜡逸出的通道；②提供熔融合金进入铸型的通道；③作为储金库用以补偿金属的收缩。
　　铸道是熔化的合金由坩埚流向铸型腔的通道。铸道的外形、长度和直径关系到铸造的成败和铸件的质量，它应根据铸件的大小、体积、厚薄及铸圈的直径和高度来决定。

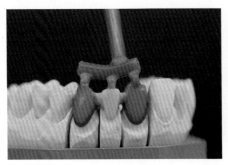

图 5 – 1　将铸道安装在熔模上

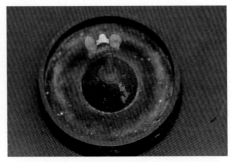

图 5 – 2　将蜡型安装在底座上

（三）铸道的用材

铸道可由塑料、蜡或金属制成。根据使用目的来选择，目前常用的为蜡铸道。

1. 金属铸道可以是空心也可以是实心，一般用铜制成，金属铸道最初的设计和使用目的主要是用于直接铸道。空心铸道比实心铸道更可取，空心铸道内侧一般填有粘蜡以防蜡型中的蜡流入其空心部位。金属铸道在铸型放到烤炉内之前，通过加热铸道然后用钳子把它从包埋料中轻轻取出。

2. 塑料铸道也可以是空心或实心，它主要用于间接铸道。尽管实心塑料铸道能在焙烧过程中完全的挥发掉，但还是应该同金属铸道一样在铸圈放入烤炉内之前把它取出，否则，由于蜡比塑料熔化的更快，就会引起塑料铸道阻滞。此外，塑料在铸型内的融化也将使铸型表面粗糙，需花费更多时间来使嵌入包埋料中的塑料挥发。

3. 随着科学的发展，人们使用不同直径的成品蜡条用作铸道（图 5 – 3），由于它们是在与熔模相同或者比熔模低的温度下熔化，不需要在焙烧前取出，焙烧时很容易流出，形成干净的铸模腔，光滑的铸道通道更有利于合金的最佳流动模式。使用方便，很受操作者的青睐。因此，蜡条铸道成为铸道的理想选择，但蜡铸道容易引起收缩变形。

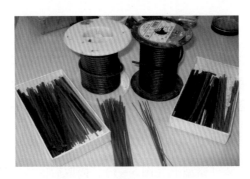

图 5 – 3　不同直径的成品蜡线

（四）铸道底座

铸道底座是包埋时放置和保持蜡型的基底，由于早期运用压力铸造技术时，在包埋料中形成的凹槽可用来盛放合金，类似坩埚，因此也叫做坩埚成型器。包埋料中的凹槽叫铸口，它接受坩埚中的熔化液态金属并把液态金属直接导入铸道通道中。

铸道底座的类型有多种（图5-4），它们由金属、橡胶、树脂、蜡或这些材料相结合制成。铸道底座的大小和形状多种多样，用以适合不同大小的铸圈（图5-5）。这样才能把熔模锁定在铸圈内正确的位置上。铸道底座中央的椎体，是为了形成浇注漏斗。不同的铸道底座适合不同的铸圈，以适应熔模的不同大小，在操作中可以灵活选用。

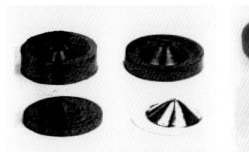 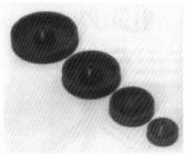

图5-4　几种常见的底座　　　　图5-5　不同容积的铸道底座

（五）铸圈

由于包埋料和包埋液混合并灌注在蜡型周围，因此蜡型周围必须有一个能放置包埋料混合物的容器，此容器称为铸圈。铸圈分为金属铸圈和非金属铸圈，金属铸圈主要由不锈钢制成（图5-6），它有不同的大小和形状可适应各类熔模，用于有圈包埋。非金属铸圈常见有：可脱离式有机玻璃铸圈、硅橡胶铸圈、软塑料铸圈、纸圈。其包埋方法与有圈铸型相同，只是待包埋料凝固后，将铸圈脱去，形成无圈铸型。无圈铸型的优点是在去蜡和焙烧时，包埋料不受金属铸圈的限制，可以获得均

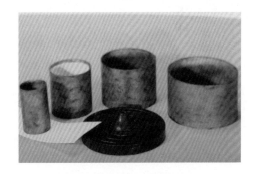

图5-6　常见的金属铸圈

匀、自由的膨胀。为了方便，对铸圈实行了标准化，使得包埋料的计量工作简单合理化。这些铸圈（高度均为55mm，直径分别为30、48、65和80mm）的形状进行了合理的设计，使得各铸圈的容积有整数倍的关系，即1X、3X、6X和9X。60g袋装料正好适合于1X级的铸圈。3X型铸圈的容积是1X型的3倍，6X型是1X型的6倍，9X型是1X型的9倍。

二、铸道的设计原理

（一）铸道的类型

铸道在熔模上的安插区应按照熔模的形状、大小和形态来确定。铸道应该装到熔模最厚的部位（通常是边缘嵴或者体积最大的非功能牙尖）以降低变形的可能性。所有

铸道都应集中于铸道底座中心处。常见铸道的类型有直接铸道和间接铸道。

1. 直接铸道

单个铸道安装在能够充分供应高温熔融合金的部位即可，但由于多单位修复体，要求有多个铸道，因此直接铸道以使熔融合金直接进入铸型腔为目标来定位。

在一般情况中，其熔模的厚薄是不均匀的，存在一个或多个较厚的区域（例如体积大的 MOD 嵌体）。因此可在每一处厚的区域直接竖铸道。但无论使用多少个直接铸道，它们都应安插在铸道底座中心处。常见的直接铸道有：

（1）单铸道 一般常见于单个冠、嵌体。

① I 类嵌体和 V 类嵌体应在𬌗面上竖铸道（图 5 – 7a、b）。

② II 类嵌体应在邻面上竖铸道（图 5 – 7c）。

③ 多面内嵌体一般在边缘嵴上竖铸道（图 5 – 7d）。

④ 部分冠通常是在非功能牙尖顶和舌面上竖铸道（图 5 – 7d）。

⑤ 全冠熔模一般在最厚的非功能牙尖上竖铸道（图 5 – 7e）。

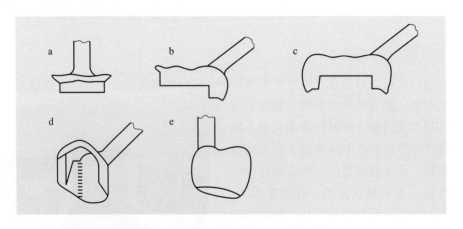

图 5 – 7 常见的几种单铸道

（2）双铸道 一般多用于两个连冠和 MOD 嵌体。

（3）扇形铸道 扇形铸道是直接安放在固定桥上，形状如单式铸道的组合体（图 5 – 8）中所显示。塑料铸道的固定桥熔模是传统的方法，现在很少应用。

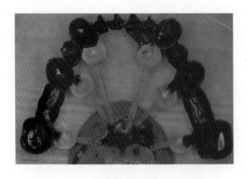

图 5 – 8 带有塑料铸道的蜡熔模

2. 间接铸道

制作多单位铸件时，使用间接铸道法很有效。间接铸道系统的基本结构包括（图5-9）：

（1）分铸道 直接安插在熔模上，直径2.5~3mm，长度2mm左右为宜。

（2）横铸道 直接与分铸道连接，两终端需向外再延伸2~3mm。贵金属横铸道直径3mm，非贵金属直径4~5mm。

（3）主铸道 与横铸道相连，在分铸道的对侧。根据固定桥的长度，可安插1~3根，贵金属直径3~3.5mm，非贵合金直径4~5mm，聚拢后安插在底座上。

间接铸道系统通过让熔融合金聚集在横铸道内，然后从分铸道流入铸型腔内来减少铸型腔内的合金湍流。分铸道应很短，安装在各熔模合适的区域且垂直于这一区域。横铸道是通过把直径为3~5mm蜡条烤软后弯曲制成，它的长度根据分铸道情况确定。把它安装到分铸道上之前让其舒张，否则它会引起熔模变形，横铸道还具有储金库的作用。主铸道是装在分铸道的对侧，这种交错式排列能使熔融合金在流入分铸道前注入横铸道。

间接铸道适用于制作整件夹板、长桥和长间隙的支架。按常见的形式分为：

（1）栅栏式铸道 一般多用于长桥。栅栏式铸道（图5-9）包括标准的主铸道、横铸道和分铸道。在栅栏式铸道中，横铸道很好地起到了储金库的作用。

（2）环形铸道 常用于多个单冠在同一铸型内的铸造。采用环形铸道（图5-10）可使各铸冠均匀地分布于铸圈中。

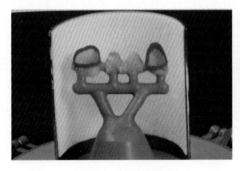

图5-9 间接铸道

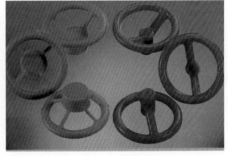

图5-10 环形铸道

（二）安插铸道

熔模完成后，安插铸道时必须把铸道的直径、长度和安插部件与熔模的大小和形状及所用铸造机的类型联系在一起来考虑。铸道应合理布置，以便使铸腔能迅速和完全充满。安插铸道的一般原则如下：

1. 铸道应该粗而短，但是铸道的长度是受铸件在铸圈中的位置制约的。应防止铸道过长，否则熔化的金属在到达铸件之前就已凝固；铸道过短，金属导热性好，浇注口先凝固，接着铸道凝固，铸件最后冷却，铸件就会出现缩孔。

2. 铸道与熔模的连接处不能刮细。铸道刮细后，铸道细部先凝固妨碍了金属熔液从铸道中补充流入铸腔（图 5 - 11）。另外截面积的变小会使金属熔液的流速增快，把包埋料冲蚀下来，流过狭窄处后的金属熔液不再呈致密的射流态或致密的液滴状，而是受喷嘴效应影响而散射（图 5 - 12）。

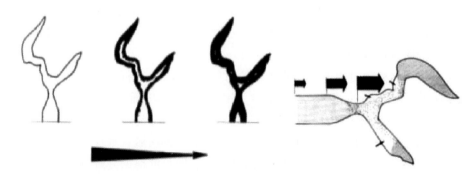

图 5 - 11 连接处刮细液态金属的凝固过程　　**图 5 - 12 液态金属的流动过程**

3. 铸道总是连接于铸件最厚的部位，以便使熔液从大的截面处流向细小部分。这样一来，凝固封面即可从铸件细小边缘开始，经过铸件较粗的部分而推向铸道。

4. 铸道应与𬭚面成45°角，以便使熔液能无方向剧烈变化地流入铸腔中。如果熔液流动方向发生急剧改变，则会在熔液流中引起涡流，在涡流区会产生孔洞。

5. 铸道的大小和形状与相应的铸件有关，铸道截面应与铸件的截面相匹配。铸道系统是熔液库，它最后冷凝，以便冷凝中的铸件可从该库中补充吸收熔液。

6. 铸道的安插均应从所谓的热中心出发（图 5 - 13），就是说，铸件不应位于铸圈的热中心处，而应位于铸圈边缘处。这样冷却就从铸圈外面开始并经铸件向铸圈中心进行，以保证位于铸圈热中心的铸道最后冷却。

铸件较大时，各单位间也会发生热量堆积。比如长桥，其邻面间隙的面积比桥体小，本来应该提前冷凝，但往往在邻间隙出现了缩孔。这是因为邻面虽然面积小，但它一直被粗大的桥体加热而不能凝固，当桥体开始凝固时，还会从邻间隙吸取熔液，故引起缩孔。为了实现定向冷凝作用，先使邻间隙凝固再使桥体凝固，就应该布置排热道（冷却杆）；以便从该区域把热传到铸圈边缘处。排热道直径为1mm，安放在邻间隙并引向铸圈边缘处（图 5 -14）。

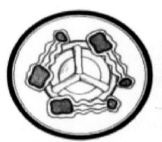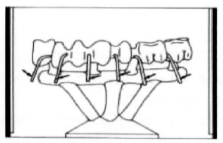

图 5 - 13 铸道位于热中心　　**图 5 - 14 长桥中排热道的安放**

7. 铸道应光滑、无棱角，与铸件连接处应圆滑过渡，防止包埋料被熔液冲蚀掉。

（三）储金库

储金库是为了减少金属收缩时对铸件的影响而在铸道上形成的一些装置。正如前文所述，铸道应该是最后冷却的部分，因此它可以起到储金库的作用。如果铸道的直径对熔模过小或者使用了压力铸造机，那么有必要添加一储金球（图5－15）。储金球距熔模1～2mm，呈球形，直径为5mm，与熔模最厚处的面积大小相似。储金库的作用是防止生成缩孔，应位于铸圈热中心处。这样一来，铸件能最先冷却，而铸道最后冷却，这样就把出现缩孔的可能性降至最低。

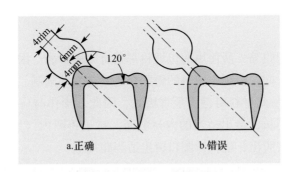

a.正确　　　　　　b.错误

图5－15 储金球的布置原则

第二节 包 埋

当熔模制作完成并安插了铸道之后，就必须用包埋料将其包埋，形成铸型，用以焙烧和铸造。因此要求包埋料必须能耐高温和可以承受熔融金属注入时对铸型壁的冲击力。此外，由于熔融金属冷却后会产生凝固收缩，为了保证铸件的精确度，铸造时必须补偿这些收缩。目前，补偿合金收缩的有效方法是利用包埋料的膨胀。包埋料膨胀使铸模腔体积增大，体积增大的量正好等于合金的收缩量，从而补偿了合金的收缩。

一、包埋前的准备

（一）消除蜡的内应力

熔模内的应力因蜡的处理不当而造成，如熔模不均匀冷却和后续加工时的刮削，也会因室温之差而产生。蜡的内应力会引起熔模变形，变形程度和熔模大小及厚薄有关。

为了消除熔模的内应力，应采取如下措施：把安插好铸道和储金库的熔模在35℃的温水中浸泡10分钟，水温的恒定采用不断注入新的热水来保持。

另外一种消除熔模的内应力和变形的方法是在一个玻璃碗内注入190mL水和10mL"蜡克液"，并加热到40℃，温差范围为2℃左右。蜡件应在此混合液内浸泡15分钟，以便消除内应力。应注意使玻璃碗内混合液的温度保持稳定。此过程称为"应力释放"。

（二）蜡型称重

为了保证铸造时铸模腔及铸道都被液态金属充满，应当使用足够的金属，既要保证金属充满铸模腔又要避免金属过量形成浪费。方法是，把熔模连同铸道称重一下即可。蜡的密度约为 $1.0g/cm^3$。包装袋上查出所用合金的密度。熔模的重量乘以合金密度即可给出所需合金重量。若多个铸圈需要包埋，必须做出标记，以免发生混淆。当采用离心铸造时，应把合金量增加 $10\% \sim 15\%$，以便提供必要的压力余量。正确的合金量可保证得到优质的铸件。

（三）铸圈的内衬

为了补偿合金的凝固收缩，所使用的包埋料都具有凝固膨胀。因此铸圈内必须放置内衬材料来提供膨胀的空间，否则包埋料的膨胀会受到铸圈的限制。石棉带是最好的内衬材料（图5-16），但是此材料对健康危害极大，因此，操作时应注意防护。常用的做法是：按照铸圈的外周长，量出适当的内衬剪断，衬于铸圈内（图5-17），为了防止预热的包埋块从铸圈中脱出，应在铸圈口留出适当距离。

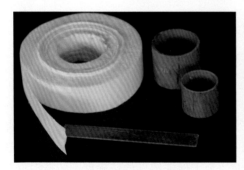 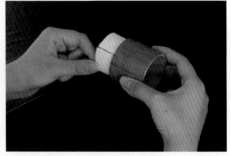

图5-16 石棉带内衬材料　　　　图5-17 让内衬环绕铸圈外侧测出铸圈
　　　　　　　　　　　　　　　　　　　　周长，切断内衬装入铸圈内

具体操作的方法是：在铸圈内涂一薄层凡士林，将石棉带粘于其上，在内衬内面也涂一薄层凡士林，这样包埋料中的水分就不会渗入内衬中去，也不会影响包埋料的水粉比例关系，内衬两端应轻微重叠，其上下端比铸圈两端低3mm（图5-18），使包埋料在此处与铸圈直接接触，这样有助于限制铸型的纵向膨胀使铸件更加精确。

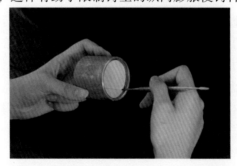

图5-18 衬条两端要轻微重叠，上下部位比铸圈顶和底短3mm

（四）熔模在铸圈中的位置

安插完铸道后，根据熔模的大小选择合适的底座及铸圈。然后将熔模安插在底座上，固定好铸圈。熔模在铸圈中的位置也应有严格的要求（图 5 – 19）。

熔模应定位在距铸圈口端 4～6mm 的距离。这样的距离易于气体从铸型底部排出，也能承受流动金属的压力。距离大于 6mm 时会增加铸件的"返压性"气孔，不利于铸型中气体从致密包埋料中逃逸出来，使铸件表面多孔或边缘细小部分不完整。熔模应位于铸圈顶端上 2/5 的范围内，距离 4～5mm，如果采用无圈包埋可增加到 6mm。这样的距离可以保证铸模腔内液体金属的凝固过程，又能保证液态金属不因熔模腔温度低而无法充满。

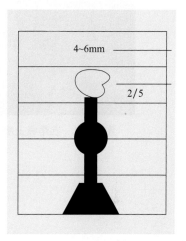

图 5 – 19　熔模在铸圈中的位置

（五）消除熔模的表面张力

为了使得铸件表面光滑，应消除蜡的表面张力，使蜡的油脂态无水表面变成亲水表面，以便能和包埋料良好地结合。为此可采用浸润剂，包埋之前在熔模上涂浸润剂并晾干，以防影响包埋料的凝固。浸润剂不能消除熔模内部的应力，而只能消除熔模的表面张力。常见的方法有：

1. 对于较小的熔模可直接浸入浸润剂中（图 5 – 20）。

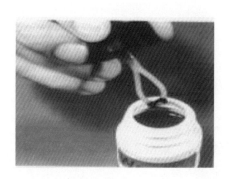

图 5 – 20　小的熔模可直接浸入浸润剂中消除表面张力

2. 也可用毛笔蘸上浸润剂涂于熔模上，然后用嘴轻轻地将其吹干。

3. 对于较大的熔模可用喷涂法喷于熔模上（图 5 – 21），喷涂时喷口至熔模的距离应为 30～40cm，这时可用嘴吹气或将压缩空气压力调小，离开一定距离将其吹干（图 5 – 22）。

值得注意的是：含乙醇的浸润剂会侵蚀树脂类熔模，进而造成脏污和粗糙的铸件表面，因此对于树脂类熔模不可用酒精作为浸润剂。

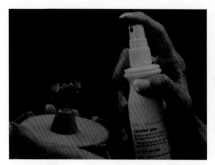

图 5 - 21　在熔模上喷涂浸润剂

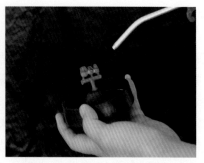

图 5 - 22　用压力气枪把多余的
浸润剂吹掉，使其迅速干燥

二、包埋材料

(一) 要求

由于在铸造过程中金属经历固态→液态→固态这一过程，在该过程其体积会发生膨胀及收缩；熔融的金属在浇注入铸型腔时会有很大的冲击力，而且包埋料须准确反映熔模的形态，因此对包埋料提出了很高的要求。

1. 必须能准确复制熔模的详细结构形态。

2. 必须提供足够强度以便抵抗烧熔的热量和熔化金属的铸造。

3. 必须有足够的膨胀来补偿合金固化的收缩。

(二) 分类

1. 按组成成分分类

(1) 石膏系包埋材。

(2) 磷酸盐系包埋材。

(3) 硅酸乙脂系包埋材。

(4) 非硅石系包埋材 (超耐热性)。

2. 按合金熔点分类

(1) 低、中温包埋材——石膏系。

(2) 高温包埋材——磷酸盐系、硅酸乙脂系。

(3) 超高温包埋材——非 SiO_2 系。

3. 根据铸造材料分类

纯钛包埋材、贵金属包埋材、钴铬合金包埋材、镍铬合金合金包埋材、全瓷包埋材等。材料的性能、合成在材料学中已详细介绍。

三、膨胀过程的控制

(一) 膨胀

由于铸造合金必须熔化才能填充铸型，冷却后又产生凝固收缩，例如金合金收缩大约 1.5%，镍铬合金收缩大约 2.4%。因此想让铸件成为熔模准确的复制品，那么就应精确补偿合金因凝固而产生的收缩。为此，要求包埋铸型必须有等量的膨胀。

所有包埋料都有三种形式的膨胀：即固化膨胀、吸水膨胀和热膨胀。每种包埋料都有不同的膨胀特征，但它们总的膨胀量应等于补偿所用合金收缩需要的量。

（二）影响膨胀的因素

所有铸造包埋料（图 5-23）、包埋液（图 5-24）都受到以下几个因素的影响：

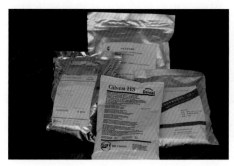
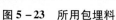

图 5-23　所用包埋料

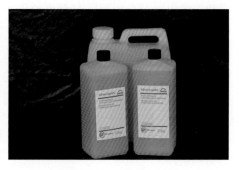

图 5-24　所用包埋液

1. 粉液比例对各种膨胀都具有直接且重大的影响。这其中有一个重要规律就是："混合物越稠，膨胀量越大"。水的体积仅相差 1mL 就可大大改变固化时间，也影响材料的操作及铸件的表面结构。虽然增加水粉比例会使包埋程序变得容易，但包埋体会失去其强度。铸型强度减弱在铸造时会发生裂口，铸件表面低劣。

2. 调拌时间和速度的增加会导致膨胀量的增大。在保证彻底的混合方面，机械调拌比手工调拌优越得多，但它应该被精确地定时，时间按照机器每分钟的搅拌的次数决定，如果是用手工调拌，则应该数着搅拌次数。

3. 老化和吸水也是影响包埋料性能的因素。如果发生老化和吸水情况，那么就无法保证正确的膨胀量，这通常是由于包埋料存贮不当造成的。

4. 铸圈内衬的层数，温度的变化等都会影响包埋料的膨胀量。

（三）包埋材料使用过程中的注意事项

包埋料是铸造技术中重要的辅助材料。铸件质量、尺寸精度和表面光洁度是评价铸造成功和失败的决定性因素。如果在铸造时出了问题，则精心制作的熔模工作就全白干了。铸件质量不好，会引起一系列的问题，这会给患者、医生和技师都带来麻烦。除了要具备关于包埋料性质的详细知识并能应用于实践之外，还应注意以下几点：

1. 石膏凝结型包埋料具有很光滑的表面，那么相应铸件的表面也很光滑。

2. 严格遵守粉液配比是保证铸件尺寸精度和表面质量的决定性因素。称重量是唯一可用的方法。为了计量液时，可采用小截面的量杯、滴管或量瓶。

3. 采用专门的包埋液来调拌包埋料可以控制其凝固膨胀。不同合金有不同冷却收缩率。在进行包埋之前，根据包埋内容不同应特别注意：

（1）铸造冠所用的包埋料膨胀稍大些，这样就更容易就位；反之，嵌体所用的包埋料膨胀应小一些。

（2）"锥冠"和"套筒冠"依靠摩擦来固位，外冠的膨胀量也应稍小一些，以增加固位力。

4. 包埋料应当用机器进行真空搅拌。遵守厂家给定的搅拌时间。搅拌时间过长，石膏凝结型包埋料会有较大的膨胀，但对磷酸盐凝结型包埋料来说，其作用恰恰相反，也就是降低膨胀率。

5. 粉和液的温度对凝固膨胀起着重要作用。因此，粉和液应当在恒定温度下储存。

6. 取完粉之后，就立刻把容器的盖盖上，以防包埋料受潮。

7. 接触包埋料的一切器械，必须保持清洁干净。

8. 接触不同种类型包埋料的器械应分开使用。

9. 市售的瓶装型包埋料在使用前应充分搅动，以防上下不均。因为在运输过程中，较重的成分会沉到下层。

四、包埋方法

为了使包埋料具有足够的强度，就必须严格遵守操作规程。如果不按规定的粉、液比例混合，不仅会使包埋料在铸圈中预热时出现裂缝，还会使包埋料的膨胀率不符合要求，进而影响铸件尺寸精度。为了保证铸造质量，应使用成品铸杯。该铸杯的一个优点是可以形成光滑的浇注漏斗，以便准确地与石墨或陶瓷坩埚相配合；另外一个优点是，在包埋之前就已经确定出铸道的正确长度、铸件到铸圈底部的距离以及铸件位于铸圈的中央，因此可使铸圈在预热时受热均匀。通常包埋方法有两种：

（一）一次包埋

对熔模进行了脱脂（浸润剂）处理后。把熔模安插在底座上，然后安装已衬有石棉内衬层的铸圈。按正常比例混合好的包埋料从上方加入铸圈中，此时应把底座置于震动器上，以便使包埋料内夹杂的空气迅速排出。包埋料的凝固时间为 30～45 分钟，待包埋料凝固后，即可取下底座。具体操作如图（图 5 – 25～5 – 33）。

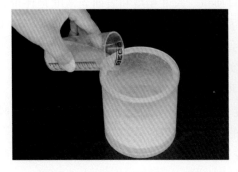
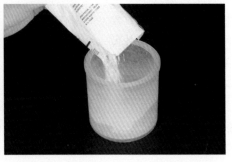

图 5 – 25 倒入相对比例的包埋液 　　图 5 – 26 倒入相对比例的包埋料

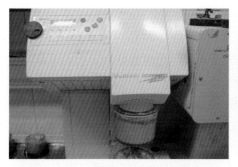

图 5 - 27　打开真空搅拌机，开始搅拌

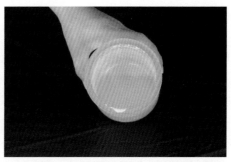

图 5 - 28　搅拌完成，拿下容器

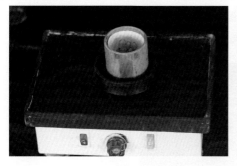

图 5 - 29　将铸圈放到振荡器上

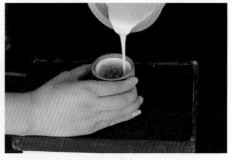

图 5 - 30　一手按住铸圈，一手拿起
搅拌好的包埋料，打开振荡器倒入

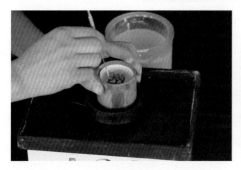

图 5 - 31　一手按住铸圈，一手拿滴入
器蘸包埋料小心地将包埋料滴入

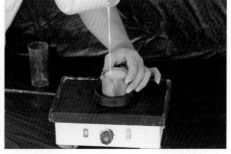

图 5 - 32　待熔模内都滴满时，
将包埋料注满铸圈

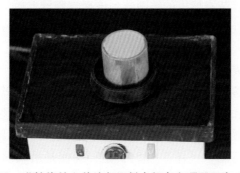

图 5 - 33　进焙烧炉之前让包埋料在架台上硬固至少 45 分钟

在操作过程中，值得注意的是：

1. 包埋料选择后，应对其液体进行稀释。稀释的液体和粉应该准确地加以调拌，成品包埋材料的包装重量有时不太准确，因此与液体混合之前最好测定粉的重量。

2. 调拌仪器必须干净。不洁的调拌碗中所存留的残余、变硬的包埋料将会加速包埋材的凝固。已经调拌过石膏包埋料的仪器不能再调拌磷酸盐包埋料（除非仪器已清理得非常干净）。残留的石膏将会加速固化作用，而且在 1300℃ 以上会发生破裂，导致释放对铸件有害的硫气体。

3. 包埋材料最好在压力下硬化，是一个具有 6 ~ 8Pa 压力的压力机（图 5 - 34）。液体是不可能压缩的，包埋料在此时由石英砂、粘合剂、稀料或水组成，压力会从各方面作用于包埋料上。包埋料中液体、熔模是不能被压缩的，只含有空气的空腔是可以压缩的。由于存在这种压力，故包埋料能无气泡地贴合于熔模上。

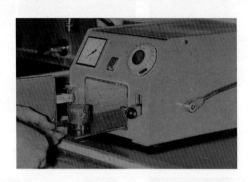

图 5 - 34　包埋料在 6 ~ 8Pa 的压力下凝固，可消除最细微的气泡

4. 铸圈在开始焙烧之前至少放置 45 分钟，让其充分凝固。若铸型在 1 小时或 2 小时内还不能去蜡焙烧，应将铸圈存放在有湿度的器皿里以防过度干燥。但不能将其浸入水中，水分过多铸圈内快速释放蒸汽会折裂包埋体。

5. 铸型在去蜡焙烧前应将顶部在模型修整机上磨平、磨毛，去除相对不渗透层，露出包埋体的孔隙，有利于合金铸入模型时气体的释放。

（二）真空包埋

进行真空包埋，有各式各样真空搅拌机可供选用。真空包埋不仅把包埋料用真空搅拌，而且也进行真空包埋。装有熔模的铸圈装到该真空容器上后，处于真空状态。包埋料被搅拌之后，直接进入处于真空状态的铸圈之中。由于铸模是真空的，因此不存在空气阻塞问题，包埋料可流入最小的倒凹空间和最细小的缝隙中去，这样就避免了常规包埋中常发生的铸件气泡和表面不光滑问题，保证了铸件的质量。

真空包埋时，必须把熔模、铸圈连同铸道座固定于真空搅拌器密封盘上，然后按通常方式进行包埋料的搅拌和抽真空。特别注意的是搅拌容器内容物的高度不得超过标记点，搅拌结束后真空泵仍继续运转，把搅拌容器贴合振荡器的球路，并把该容器倾斜，以便使包埋料振动地流入铸圈中（图 5 - 35）。这样即使是最顽固的气泡也会在真空和振动的联合作用下从包埋料中逸出。最后打开通气阀使处于真空态的容器缓慢地而不是迅速地进入空气。

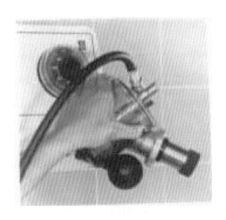

图 5 - 35 真空包埋

第三节 去蜡焙烧

熔模用包埋材料包埋并完全凝固后，将其放入烤炉中首先进行低温烘烤，使包埋料中的水分蒸发。将蜡熔失，接着升高温度，待包埋料产生足够的温度，膨胀后开始铸造。

一、去蜡目的

正如"失蜡法"这一名称所表明的，进行铸造时，熔模必须熔化。因此，必须对铸型加热。其主要目的是：

1. 去除铸型中的湿气。铸圈在加热时，凝固的包埋料中所含的大量水分被气化，并把熔模熔化后所形成的蜡液从铸腔中排出。

2. 初步形成铸模腔。去除了铸圈中易挥发的蜡或塑料后，光滑的铸腔就初步形成。

二、焙烧

铸型经过烘烤除蜡后大部分蜡已熔化外流，少部分浸入包埋料中，须继续加热使之挥发直至去尽。达到包埋料所要达到的温度，并产生足够的热膨胀，这一过程称为焙烧。

（一）目的

1. 去除铸腔或包埋料缝隙中蜡的碳化物。

2. 把铸型升高至适当温度以接受铸造时流入的熔融金属。

3. 通过温度的上升使包埋料产生必要的膨胀，以补偿铸造和冷却时金属的收缩，从而制成精密的铸件。

4. 通过控制温度来防止过度加热对包埋料造成的破坏，这种破坏会使包埋材料中的微粒结构变粗糙、脆弱。

（二）设备及焙烧

在过去使用没有温度控制的电烤箱，由于无法控制包埋料的精确膨胀要求，已趋向淘汰（图 5-36）。在当今，铸圈的焙烧均使用带有升温程控装置的烤箱来进行（图 5-37），该程控装置可满足包埋料和铸造合金的各种技术要求。电烤箱的升温程控装置应具有以下升温控制能力：

1. 满负荷快速升至终端温度；

2. 先升温至中间温度并保持一段时间，之后再缓慢升至终端温度，再保持一段时间。

3. 以每分钟 1℃~9℃ 的速度升至终端温度，之后保持一段时间。

4. 按自由编程曲线进行温度控制，其中不仅有升温段，最好也有降温段。各段的温度变化率也是可以编程的。

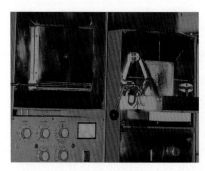
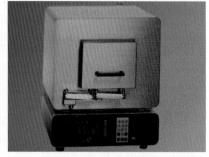

图 5-36 老式烤箱　　　　　　图 5-37 程控烤箱

当去蜡完成后，蜡会在铸腔内和包埋料缝隙中留下残留物，这时应将铸型从去蜡炉内转移到程控烤箱内。当温度升高时，这些碳残留物将与氧气结合形成一氧化碳和二氧化碳气体，并从铸型中彻底去除，此外，彻底的焙烧可获得足够的热膨胀。方法如下：

1. 加热第 1 阶段

失蜡处理时，应将铸圈放在电炉内以每分钟 2℃ 缓慢地加热到 270℃，使铸圈各方面均匀受热。此外，应先将铸型铸造口朝下放入炉内，这样大部分蜡以液体流出。然后将铸圈翻过来，使铸道口朝上。这样可以使炉内的空气很容易地进入铸腔内环流，与蜡反应形成气体排出，而不至于形成碳微粒。铸圈在炉内放置时间要与铸圈的大小、数量来定。每多加一个铸圈，需要延长 5 分钟。

2. 加热第 2 阶段：预热到 575℃

为了尽量补偿铸造合金冷却时的收缩，包埋材料必须能够膨胀。铸圈在失蜡时的第一阶段加热不仅用于干燥，而且也和方石英成分引起的第一次膨胀有关，这时把铸圈移入预热炉后进入加热第二阶段，方法为：以每分钟 4℃~5℃ 的速度升温至 580℃，之后保温 30~40 分钟。这是因为在 575℃ 时，包埋料中的 β 石英会转化成为 α 石英，因而产生体积膨胀。在此阶段保留一段时间可保证包埋料发生充分膨胀。

3. 加热第 3 阶段：最终加热

接下来以每分钟 7℃ 的速度把铸圈加热至所需的终端温度。一般石膏类包埋料终端温度为 750℃，磷酸盐包埋料终端温度为 950℃。包埋料在此阶段的膨胀量很小，加热的主要目的是使铸圈包埋料温度接近合金的熔化温度（温差为 300℃ ~ 400℃），否则浇铸合金时会发生快速冷却，使得铸腔不能完全充满。在实行浇铸之前，铸型必须在终端温度保持 30 分钟，否则就存在铸模热不透的现象。当然，铸模在终端温度保留时间过长也是错误的，会使铸件变粗糙且尺寸过大。

（三）注意事项

1. 若铸型放置时间较长，最好将已包埋好的铸型置于有湿度的容器中以防过度干燥。

2. 炉内加热铸圈时，不可使铸圈接触炉壁或炉底，最好把铸圈下放置一块物体以升高铸型，便于排蜡。两个铸圈之间应相距半个铸圈直径，以便使铸圈均匀的加热。

3. 铸圈的尺寸不同，其热透所需的时间也不同。

4. 若铸圈冷却后再次加热，则包埋料的强度和膨胀量都会下降。

5. 终端温度不同的包埋料在焙烧时，不要在同一烤箱中焙烧。

第四节　铸　　造

铸造又叫熔铸，是指加热熔化合金并将液体合金通过一定力量注入铸型腔内，形成铸件。熔铸包括熔化合金和将液体合金通过一定方法注入铸腔内，形成铸件的两个过程。

一、铸造前的准备

（一）铸造时使用的辅助工具

1. 技工镊　用于把合金块放入熔融坩埚中，也可以用来把预热的熔融坩埚放到铸造机中。

2. 铸圈夹　用于把加热的铸圈从烤炉内转移到铸造机中。

（二）合金称重

1. 合金的用量应由将制作的铸件的大小决定。只有合金适量，才能保证铸道和储金球中的合金填满铸型腔，从而避免铸件缺陷。

2. 决定合金用量的方法是称量蜡型并用称出的数字计算出合金用量。

3. 合金可重复使用。经过仔细清洁后的铸道和金属球，可以通过增加同一品牌的等量新金属而被重新使用。

（三）坩埚预热

对于熔化金属来说，坩埚材料起重要作用，绝不可与熔化了的金属发生反应。许多材料都能满足这种要求，但广泛应用的是石墨和陶瓷。

石墨坩埚具有两项突出的优点，它特别能耐受铸造的过程中的温度变化。而且在熔化金属过程中，石墨会与空气中的氧气形成 CO/CO_2 保护气，此气体可防止在合金表面上形成氧化物，也可以把金属氧化物还原。但是，石墨坩埚在上述过程中会发生燃烧，因此其寿命较短。

陶瓷坩埚应用较广，价格较低。在使用前预热既可延长坩埚使用寿命，又可避免冷的坩埚延长金属熔化需要的时间。预热既可放在煤气灯上加热，也可把它与铸圈放在烤箱中加热。

二、合金的熔化方式

为了进行浇注，必须使合金熔化，常用的熔化方法有三种：电阻加热法、感应加热法、电弧加热法。

(一) 电阻加热

电阻加热法是金属置于坩埚中依靠电流通过电阻线圈产生的热量来熔化。在此方法中，可通过电流的调节准确地控制坩埚温度，以适应不同的合金。但此种加热方法温度升的慢，并且很难使高熔合金熔化，所以一般不作为熔化高熔合金的热源（图 5 - 38）。

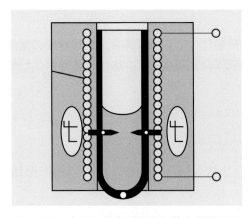

图 5 - 38　电阻加热在坩埚中加热金属的原理

(二) 感应加热

感应加热法是利用电磁感应把能量输送给金属的。坩埚外面绕着线圈，它相同于变压器的初级绕组。高频电流通过此绕组并在合金及坩埚中感应产生强大的涡流，由此所产生的能量即可把金属熔化（图 5 - 39）。由于金属熔化极快，一般在一分钟内即可熔化，因此铸机必须是自动化的，否则就容易发生金属过度熔化。

感应熔化合金具有熔化合金均匀，元素烧损少、无增碳、操作简便、成功率高；无烟、无尘、无弧光、熔化金属速度快和噪音小等优点。既可用于高熔金属的熔模，又可用于中熔合金的熔模，是目前广泛使用的方法。

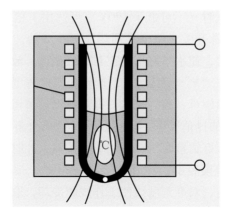

图 5 – 39　电磁感应加热金属的原理

（三）电弧加热

当采用电弧加热法时，利用直流电产生所需的能量。一个电极接触合金，另一个电极是水冷式钨电极。电弧温度高达 4000℃，故金属迅速熔化，应采用光电控制式铸机。由于电流很大，铸造过程稍有偏差就会导致合金的过度熔化。

电弧加热时常常使用石墨坩埚或者铜坩埚来熔化合金，这样坩埚接触合金就相当于一个电极，更便于电极放电来熔化金属。但此时有必要防止被熔金属与空气中的氧接触，常采用的方法是利用氩气保护在真空下对金属进行熔化和浇注。

三、铸造方法

常用的铸造方法是：离心铸造、真空压力铸造。下面将分别介绍各方法的原理及应用。

（一）离心铸造

1. 离心铸造的原理

在离心铸造中，熔液是被离心力压入铸腔中去的。只要离心力足够大，铸腔的任何细小部分都会被熔液充满。离心力的值与以下因素有关：被加速的熔液质量（m）、铸腔的回转半径（r）、离心臂的角度（ω）。离心力的公式为：$F = m\omega^2/r$［牛顿］。

2. 常见的离心铸造机

此种铸造是利用离心力使金属液流入铸腔中，运动方向可为垂直方向或水平方向。基础是铸模位于离心力所指的方向上。

高频铸造机是强制风冷系统（图 5 – 40），可用于中高熔合金的熔解铸造。1～4 档为高熔合金熔解档，5～6

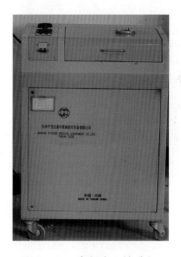

图 5 – 40　高频离心铸造机

为中熔合金熔解档。电压稍低时（不可低于190V）可选用1档，电压稍高时（不可高于250V）可用3档。打开电源开关，使机器预热5~10分钟，观察电源、电压指标及风冷系统是否正常。打开机盖，使水平杆指针正对电极刻线，放置坩埚，在坩埚内放入称量好的合金，将铸型夹放在"V"型托架上，调整托架使铸型铸道口的位置对准坩埚口，调整平衡配重，旋紧压紧螺母，盖好机盖；即可按动熔解钮进行熔解。熔解指示灯亮，栅极与板极呈1/4~1/5的比值关系。通过观察口观察合金熔解过程，液态合金的球形氧化膜就有破裂时，掌握好铸造时机，按动铸造按钮，此时铸造指示灯亮，水平杆迅速转动：将液态金属注入铸模腔中，铸造时间10~20秒，按停止按钮完成铸造。待水平杆停止转动后，打开机盖，对准刻度线使工作线圈冷却，取出铸型，清理坩埚。如需连续铸造，按上面重复操作，但每次间隔最少3分钟。铸造完毕后，继续冷风吹5分钟后才可关机。

（二）真空压力铸造

1. 真空压力铸造原理

真空压力铸机的原理如下：在一个炉温为铸造温度的电炉内放入一个石墨坩埚，并使之充分热透。把合金放入坩埚，并使其达到铸造温度。把铸圈放入铸机中，抽出铸腔中的空气，旋转180°，于是金属液借自身重力流入铸腔。由于铸腔已抽真空，因此不必在铸模内设置排气道。向铸腔内通入压力为3.5bar的压缩空气，于是铸腔的最细微部分也被金属液充满。把铸型旋转到其初始位置，之后可把铸型从铸机中取出。

2. 真空压力铸造机工作程序

真空压力铸造机有好多种，以日本松风生产的Argoncaster－c真空压力铸造机（图5－41）使用为例对其工作程序加以说明：

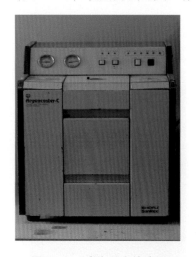

图5－41 真空压力铸造机

这种铸造机是水冷系统氩气保护。打开铸造机电源开关和氩气瓶开关，真空泵随之工作，这种铸造机上有真空表和压力表显示，当真空表显示数为负0.8个大气压时即可工作，压力表调整压力为0.2~0.4个大气压。打开熔解腔，使坩埚复位，放入称好的合金、注意由于使用的是两半坩埚，所以不可使合金的重量使两半坩埚分开，关闭熔解腔。然后拉开铸造腔，选择与铸圈配套使用的陶瓷底座，用铸圈夹将已焙烧好的铸圈放入铸造腔内，注意不要使铸圈高出铸造腔的边缘，然后关闭铸造腔。放好合金和铸型后，按开始按钮，这时铸造机开始工作。利用压力使熔解腔和铸造腔与顶部相吸，这时形成两个密封的腔隙后，开始抽真空，当真空达到要求时铸造机自动开始熔解金属，通过观察孔掌握好铸造时机后，按铸造按钮，这时两半坩埚打开，液体金属靠重力和负压力向下，同时抽真空关闭压力打开，把液态金属吸压到铸模腔的各个部位。自动完成铸造，熔解腔和铸造腔与顶部分离。打开铸造腔将铸型夹出。全部铸完待 10 分钟，将总开关关闭。

近年来，随着科学技术的发展，已将真空、压力、离心三者结合，出现了真空压力离心铸造机（图 5－42）。这种铸造机使铸件致密精良，成功率更高。

（三）铸造时机

铸造时机的选择很重要。合金的铸造温度从理论上讲比合金熔点高 100℃～150℃，但实际工作中是靠肉眼对合金熔化时所呈现的颜色、形态变化等现象仔细观察作出判断的。铜合金（人造金）则熔

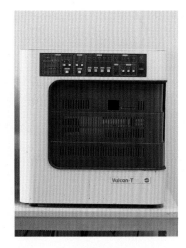

图 5－42　真空压力离心铸造机

化成球状，表面有膜呈橘红色，不太光亮，石笔搅拌和探查无块状物时为最佳铸造时机，金合金是熔化分散的合金聚向坩埚中心成球、淡黄色、光亮如镜，转动颤动时最佳；镍铬烤瓷合金熔化时边缘角变圆钝，合金崩溃下陷，形成球形，但表面氧化膜未破时为最佳铸造时机；钴铬合金、不锈钢熔化成球状，表层氧化膜刚开始破裂时应立即铸造；纯钛当熔化呈球状，转动很快像西瓜皮条纹状时即可铸造。各类合金必须掌握好火候，切勿过熔，以免导致合金烧损、坩埚烧穿、铸件粘砂等问题的发生。

第五节　铸件的冷却、拆包埋和铸造缺陷分析

一、铸件的冷却、拆包埋

铸件在铸圈内的缓慢冷却有三个意义：

1. 合金可以利用此段时间形成均匀的金相组织。可提高合金在口腔内的防腐蚀性能。

2. 合金可充分硬化。

3. 如果冷却速度过快，则合金内部会出现应力，因而会引起变形。

由于高熔点合金采用磷酸盐粘结型包埋料，因此该种包埋料在金合金铸造中也常被使用。考虑到铸造后磷酸盐粘结型包埋料的强度大，在去除包埋料时应首先把整个包埋块体从铸圈中推出来。为了做到这一点，应当用合适的加压装置对铸块均匀加压，才能把它从铸圈中推出来而不引起铸圈变形。现在已有手动拆包埋机和气动拆包埋机供选用（图 5－43、5－44）。把包埋块从铸圈中推出以后，用石膏剪或小锤仔细地去掉包埋料，使铸件脱离出来（图 5－45、5－46）。

二、铸造缺陷分析

对铸造缺陷进行分析，找到其出现原因和克服方法，有助于减少废品和提高质量。

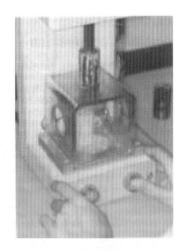 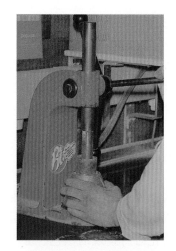

图 5 - 43　气动拆包埋机　　　图 5 - 44　手动拆包埋机

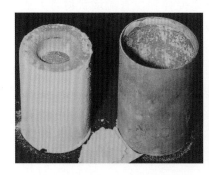 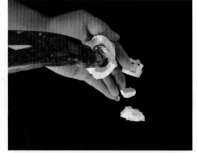

图 5 - 45　推出后的包埋块　　　图 5 - 46　用小锤将包埋料去掉

六种最常见的铸造缺陷是：铸件中夹渣、有砂眼；铸件上有毛刺、菲边；铸件上有缩孔（缩松、缩陷）；铸件不完整；铸件精度低；铸件上有珠状物。

（一）铸件中夹渣、有砂眼

由于砂粒等杂物在铸件的表面或内部造成的空穴称为砂眼（图 5 - 47、5 - 48），产生的原因有：

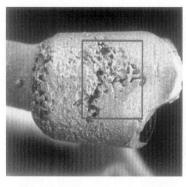 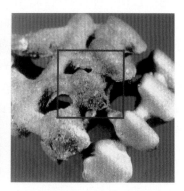

图 5 - 47　铸件中夹杂包埋料　　　图 5 - 48　包埋料脱落

1. 这些夹渣通常来自坩埚或金属本身。

2. 熔模在焙烧过程中遗留的碳化物。

3. 被熔液冲蚀下来的包埋料。

4. 包埋料使用方法不当，使铸型产生裂纹，脱皮和部分损坏而使砂粒进入铸型腔。

（二）铸件上有毛刺

此类毛刺（图5-49～5-51）是因包埋后铸型上有裂隙而产生的，其主要原因有：

1. 当对潮湿的铸圈进行过于迅速的加热时，包埋料中的水分会汽化和爆炸式地涌出而撕裂铸模腔。

2. 当包埋料配比不当或者使用了已受潮的旧包埋料时，预热和浇注过程中铸模内的热应力会很大，也会把铸模腔撕裂。

3. 当包埋料受热不均匀时，铸模腔也会发生破裂。

4. 当铸圈中没有内衬时，则铸圈壁和包埋料间的应力也会使铸模腔产生破裂而导致铸件上有毛刺。

5. 熔模表面张力去除时，浸润剂未吹干，包埋料分解使铸模腔有裂隙。

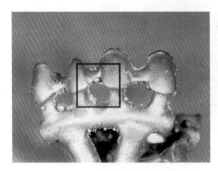 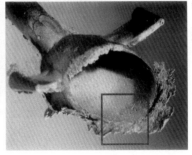

图5-49 包埋料配比不对　　　图5-50 铸型升温过快

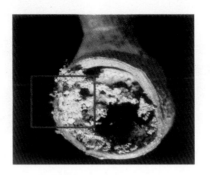

图5-51 包埋料分层

（三）铸件上有缩孔（缩松、缩陷）

合金凝固时，由于体积收缩，在其表面或内部遗留下来的空穴称为缩孔。铸件上小而不规则的缩穴称为缩松，缩松常产生在缩孔附近或铸件厚薄交界处（图5－52～5－54）。其产生原因：

1. 缩孔是因冷却和凝固不当而产生的。这方面首先应提到的是铸道布置不当。此类毛病有：铸道细、无"储金球"，或者铸件最厚部分体积大于储金库。当铸腔位于铸圈中的错误位置上（例如离铸圈的热中心太近）时，则会形成热堆积而引起冷却障碍，此外熔液流动方向的突然改变以及截面的急剧变化也会使铸件内产生缩孔。

2. 产生缩孔的第二个原因是预热和浇注过程中温度控制不当。当铸模未被均匀加热，也就是说因预热时间太短而造成外缘比中心热。则铸道系统会先冷凝而使铸件中产生大量缩孔。与此相反，当铸圈被过度加热时，冷却过程即失控，因为朝外的温度梯度使冷却变得十分迅速，因此在铸件内会产生热致裂纹。

3. 由于液体金属凝固缓慢，铸造压力时间短，充满铸型液体合金向铸道口回流，原气体进入腔内使尚未凝固铸件受压，凝固后表面产生凹陷。

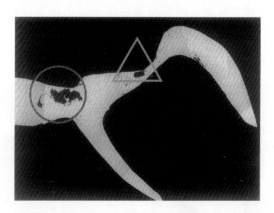

图5－52　铸造压力时间短

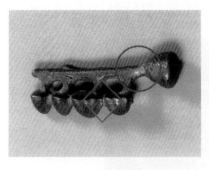

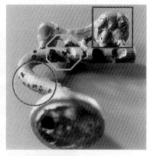

图5－53　铸道不正确　　　　图5－54　金属过熔

（四）铸件不完整

铸件不完整（图5－55～5－57）其产生的原因有：

1. 当铸型未被充分焙烧时，熔液往往不能充满铸模腔；单面预热也会引起此类毛病。

2. 金属量太少或熔液温度太低也会引起此类铸造缺陷。

3. 铸道安插不当（例如安插在铸件的最薄部分上或包埋时造成熔模开裂），则也会造成此类缺陷。

4. 造成此种缺陷的一个非常特殊的原因是所谓的"伪收缩"。当一个大面积的铸件（例如腭板）把铸模分成两个包埋块，它们可以独立地膨胀（也就是说可胀入铸腔内）时，就会出现此种"伪收缩"。于是铸腔就变得太狭窄，熔液不能完全充满它。

5. 太细小的铸模腔很难被熔液充满。

6. 浇注时液体合金冲破铸腔，合金外流或铸型的铸道口过平浅，没有一点锥度使合金外溅造成铸件不完整。

7. 铸造压力不足也是铸造不全的原因。

8. 浇注口不能有碎屑存在以防入口堵塞。

9. 用离心铸造时，铸造口必须高出铸件，最理想的是在铸型轴两边45°角内。

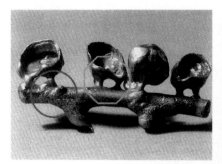 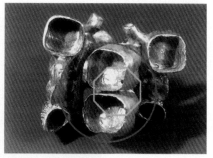

图 5 – 55　合金量不足　　　　　　图 5 – 56　铸道设计不当

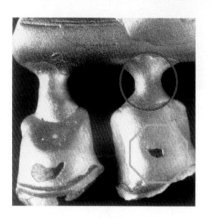

图 5 – 57　铸型温度不够

（五）铸件精度低

一个完整的铸件如果因为膨胀过大或过小使铸件不能很好地与模型密切接触，被视为铸件精度低。铸件精度低产生原因：

1. 蜡的内应力会引起熔模发生变形，这必然会降低铸件的精度。也就是说，熔模在包埋时不能存在内应力。在把熔模从模型上取下时，熔模的边缘甚至整个熔模都可能发生变形，当采用模铸法时，如果未恰当地把熔模粘住或用蜡固定住，则熔模也会发生变形。

2. 如果温度控制不佳、包埋料配比不对或混入了已受潮的旧包埋料，则会使包埋料的膨胀系数不准，因而导致铸件过大或过小。

3. 铸圈内衬层数选择不当，会限制铸型膨胀造成膨胀不够。

4. 包埋时振动过大或凝固过程中铸圈受到干扰。

（六）铸件上有珠状物

铸件上有珠状物（图5－58）产生原因有：

1. 如果熔模未脱脂或者表面上有脱脂剂残余，则会在铸件上产生珠状物。

2. 当包埋时夹杂了空气时，则此类缺陷会变得更严重，因此，在包埋熔模之前，要用软的毛笔把包埋料抹在倒凹处。

3. 当未在真空条件下对包埋料进行搅拌或者浇注包埋料的方式不对（多半是浇注得过快）时，也会导致铸件上出现珠状物。

4. 金属过熔使金属与包埋材发生反应，表面形成一层黑色粗糙面，有时也称粘砂。

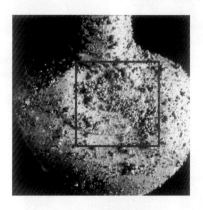

图 5－58　包埋料未抽真空

思　考　题

1. 铸道的作用（　　　　）、（　　　　　）、（　　　　　）。

2. 常见的铸道类型有（　　　　　）、（　　　　　）其中间接铸道基本结构包括（　　　　）、（　　　　　）、（　　　　）。

3. 熔模在铸圈中的位置应定位在距铸圈口端（　　　　　）的距离。

4. 影响膨胀的因素有（　　　　　）、（　　　　　）、（　　　　）。

5. 常见的包埋方法有（　　　　　）、（　　　　　）。

6. 去蜡的目的是（　　　　　）、（　　　　　）。

7. 铸造前的准备有（　　　　）、（　　　　）、（　　　　）。

8. 金属熔化的方式有（　　　　）、（　　　　）、（　　　　）。

9. 铸造的方法有（　　　　）、（　　　　）。

10. 六种常见的铸造缺陷是（　　　）、（　　　）、（　　　）、（　　　）、（　　　）。

11. 安插铸道的原则是什么？

12. 包埋前的准备工作有哪些？

13. 包埋材料使用过程中的注意事项是什么？

14. 焙烧的目的是什么？

第六章 铸件的表面加工

知识要点

　　本章主要介绍表面加工技术的类型和步骤、方法，使学生对表面加工技术有一个总体认识。一方面，让学生了解加工过程中所用工具的性能、用途以及如何正确选用工具；另一方面，应掌握表面加工技术中每个步骤的目的及其意义，熟悉表面加工技术操作的方法、要求及注意事项。

　　铸件铸造完以后，就要进一步将铸件加工成表面光洁且尺寸精确的成品件，这一工作是十分复杂的，但对一件修复体来说同时又是非常重要的一道工序，是固定义齿工艺技术流程的第五环节。修整铸件是否顺利主要取决于蜡型的质量、包埋技术以及铸造技术。蜡型越光滑，铸件就越光滑；包埋和铸造过程中的不足会导致铸件上缺陷的形成，请牢记"铸件不可能好于蜡型"。因此，铸件的精加工是不可避免的。修整和打磨金属铸件的技术就是要对表面不规则部位进行系统性地加工。其目的在于形成一光滑的表面，即消除肉眼所能看到的粗糙部分、刮痕或不规则部位。修整后的铸件必须符合就位、形态、功能和边缘密合性等方面的基本要求。

第一节　表面加工的技术类型

　　一般来说，义齿材料的表面部分应用合适的方法进行加工，以便为精加工和抛光提供基础。在进行表面加工时，采用各种方法使表面上的材料脱落下来，以使被加工件达到理想的要求。在通常技术中，材料加工分为切削加工和非切削加工两类。在固定义齿表面加工过程中主要以切削加工为主。

　　切削加工包括铣削、磨削和刮削等。切削加工的特点是用机械方式使材料脱离工件表面。切削加工的原理体现于铣削和磨削等加工方法中。

一、铣削

　　铣削是用带有铣刀的铣头来进行的。铣削工具具有铲形铣刀，铣刀的切削角、排列方式、刃数和材料是多种多样的。带有金属铣刀的铣头适合于加工塑料、金属和石膏。用铣刀加工出来的表面比打磨出来的表面光滑。铣削产生的碎屑比磨削产生的磨粉颗尘大，产生的热量也较少。

（一）铣削工具

铣削工具是用工具钢或硬质合金来制造的铣头、钻头或精铣头（图6-1）。

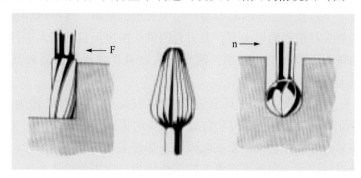

图6-1　常见的铣头、钻头及楔形钻头

1. 工具钢

工具钢是钨钢合金，具有较高的硬度（约850HV），但随温度的升高而迅速下降。当温度为180℃时，其硬度已降低至100HV，也就是说其工作温度不应超过180℃，否则工具会迅速磨损而报废。此温度被称为该工具钢的极限温度，即180℃。因此，工具钢的磨损与其硬度和极限温度有关。

2. 硬质合金

硬质合金是由金属碳化物和合金构成，其特点是极限温度高、耐磨性好和耐腐蚀能力强。牙科工具用的硬质合金主要是一些烧结硬化型合金，其成分是耐高温的金属碳化物（例如钨、钛、钼、钒的碳化物）和粘结用金属（例如钴、镍和铁）。

硬质合金铣头的硬度约为1600HV，也就是说几乎是工具钢铣头硬度的两倍，其极限温度为900℃，这也比工具钢铣头的相应值高得多。由于有这些特点，故硬质合金工具特别耐磨。即使是很硬的材料，也可以用硬质合金铣头来加工。

（二）影响铣削效率和质量的因素

1. 工作头的硬度

在进行铣削加工时，工具的硬度总是大于被加工材料的硬度，工具的硬度越高，则铣削的效率越高，使用寿命越长。工具的硬度取决于磨粒的硬度和粘结剂的强度；而铣头的硬度直接取决于所用工具材料的硬度。

2. 工作头的表面结构

铣头基本上呈圆柱形或钝锥形，在其侧面上对称地排列着切刃。铣头的刃可以是直线形且平行于工具中轴排列，也可以呈螺旋形，绕着工具中轴连续排列，或者呈锯齿状断续排列。

（1）铣头刀刃的排列

① 直刃铣头：这是铣头的基本形式，它特别适合于铣削软的材料，而且切削能力

非常高（图 6-2a）。但是当用此种铣头加工硬和脆的材料时，直的铣刃会引起强烈振动，因此会使工件表面变得粗糙不平或者出现陡棱。这会卡住铣头或者引起刀刃断裂。

② 旋刃铣头：为了防止出现振动、断刃或卡刀，可以使刀刃以右螺旋或左螺旋方式绕铣头的轴排列（图 6-2b）。这样做并不会使铣头的切削能力下降，却可以顺利地加工硬和脆的材料。不过在加工金属时容易产生尖针形的铣屑，这种屑容易伤人。

带有右旋刃的铣头有很强的切入力，刀刃会因铣头前进而自动切入工件，但容易卡刀。带有左旋刃的铣头不存在上述问题，因为铣头会被工件排斥；因此其铣削能力较低，但加工出的表面比较光滑。

③ 交叉刃铣头：当铣头上同时具有左旋刃和右旋刃时，则被称为交叉刃铣头（图 6-2c）。此种铣头同时具有左旋刃和右旋刃铣头的优点。一方面，它能像右旋刃铣头那样凶猛切削；另一方面，它又能象左旋刃铣头那样柔和地切割。因此，此种铣头可无振动和无疲劳地进行切削，而且不需要大的工作压力。当用此种铣头加工金属时，产生的铣屑是粒状的，因此不容易伤人。

带有交叉刃的硬质合金铣头适合于加工各种牙科材料，例如塑料、石膏、金属等，根据厂家的资料，此种铣头也可以加工陶瓷。由于其工作压力小，因此切削能力很高。此种铣头具有如下优点：产生的热量小；消耗的能量少；粒状铣屑不易伤人；使用寿命很长；经济性好。

④ 横切口铣头：此种铣头的刃上带有锯齿状横切口，它适合于加工可产生长铣屑的材料（例如塑料）（图 6-2d）。这种长屑会在铣削时被割碎，因此可减小工作压力。但是此种铣头的铣刃有效长度变短，因此使铣削能力下降；同时，也使铣头的使用寿命缩短。由于上述原因，此种铣头不适合于加工硬的材料。

如果要求产生粗糙表面，则带有横切口的铣头比磨头好用，因为后者容易引起糊磨现象。

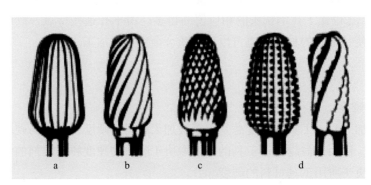

图 6-2　各型铣头刀刃

a. 带有直刃的铣头　b. 带有右旋刃或左旋刃的铣头　c. 带有交叉刃的铣头

d. 刃上带有横切口的直刃或螺旋刃铣头

（2）铣头表面的刃数

① 粗齿铣头：粗齿铣头铣软的材料（塑料或石膏）时具有很好的切削能力，因为其齿间空隙大，故很容易把大量铣屑排掉（图 6-3a）。这些铣屑也会带走大量的铣削

热。但是铣头容易发生强烈振动而使工件表面变得粗糙和引起刀刃折断；不仅加工脆性材料时如此，在加工其他材料时也有类似问题。粗齿铣头不适合于形状修正和金属加工；此时齿的排列方式也起改善作用。

② 普通铣头：普通铣头同样具有很强的铣削能力，当铣刃交叉排列时，其切削性能也很好（图6-3b）。加工出来的表面非常光滑，因为工具前进时几乎不发生振动。但是，普通铣头只有特殊情况下才适用于金属加工。

③ 细齿铣头：细齿铣头特别适合于金属加工，因为此时的切削能力虽然差，但加工出的表面却很光滑（图6-3c）。细齿铣头特别适合于对工件进行各种各样的形状修正。

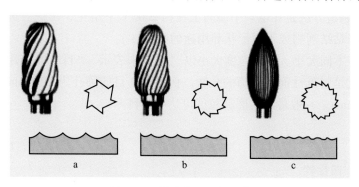

图6-3 铣头表面刃数分类

a. 粗齿铣头　b. 普通铣头　c. 细齿铣头或精铣头

二、磨削

磨削是利用磨头对材料进行切削式加工。磨头上有许多有切削能力的颗粒，磨头旋转时就出现上述磨削作用。磨头的差别在于其颗粒大小和形状不同，颗粒的分层不同，粘结剂不同以及研磨材料不同。磨削加工基本上适合于一切义齿材料，也就是对材料表面进行大面积的打磨。陶瓷材料比较适合于被磨削，但不适合于被铣削。

磨头由硬的磨料和软的粘结剂组成。常用的磨料为金刚石粉、碳化硅和氧化铝。粘结剂有无机的和有机的两种。一般地说，磨头的工作比铣头柔和且稳定。此外，由于磨料和粘结剂不同，各种磨头的磨削能力也差别很大。通过改变粘结硬度，还可使磨头的寿命达到经济上最合理的值。对于磨头的质量来说，起关键作用的是磨料的硬度和锋利度（图6-4）。

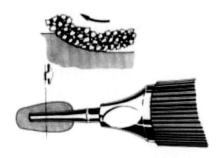

图6-4 磨头由大量带刃的颗粒构成

（一）磨削材料

1. 金刚石

金刚石是碳的结晶体，它是已知的最硬物质（其硬度约为10060HV，极限温度约为900℃）。作为磨料使用的金刚石有天然金刚石和人造金刚石两种。对于牙科工具来说，主要采用天然金刚石。

2. 碳化硅

碳化硅（SiC，也称金刚砂）它是硬度仅次于金刚石的磨料（其硬度约为 3500HV，极限温度约为 1300℃）。金刚砂是把石英砂和焦炭放在熔炉中加入添加剂熔炼而成的。但此种晶体是很脆的。

3. 氧化铝（Al_2O_3）

氧化铝有多种形态，例如：红宝石、蓝宝石、刚玉、刚石和陶土等。作为磨料使用的是最纯的刚玉。刚玉的颗粒很坚硬和锋利（其硬度约为 2800HV，极限温度为 2000℃）。刚玉的制造方法是在电炉中使陶土在约 2000℃下熔化，出炉后进行破碎和筛分，然后再用适当粘结剂制成不同形状和用途的磨头。

磨料的粒度有不同大小。一般粒度大小以"目"来表示。"目"是指用筛分粉料时筛孔的密度，也就是每英寸面积上筛的孔数。例如 100 目的筛孔为 0.16mm，下一级 80 目，其筛孔为 0.2mm。一般最细的磨料粒度可达 400 目。

（二）粘结剂

1. 粘结剂的一般性能

粘结剂应比磨料软一些，但是两者之间的硬度差应恰当，以便使得磨料粒一旦磨钝，就会立刻从磨头上脱落下来。也就是说，磨头的使用寿命是和粘结剂的硬度密切相关的，但是磨头的使用寿命太长也不一定经济，其原因是：较软的粘结剂意味着磨损快和磨头的寿命短，但可获得很高的磨削能力和比较好的表面质量。

粘结剂硬度也与磨头的转速有关。在高转速时，粘结剂显得较硬；在低转速时，粘结剂显得较软。因此，用软的粘结剂粘结的磨头最好以高转速工作。用硬的粘结剂粘结的磨头适合于以低转速工作。

粘结剂应具有足够的耐热能力，但其耐热能力应低于磨料的耐热能力。在正常情况下，粘结剂应牢固和不易破裂。有机粘结剂应具有高的弹性。

粘结剂还应具有较高的化学稳定性。能被净化或消毒，同时不发生任何化学变化，也就是说粘结剂对净化剂（包括超声波）和消毒剂在高温（130℃~180℃）下仍有抵抗能力，相对于被加工的材料具有化学稳定性，也就是说不会在被加工面上留下疤痕。对于用金属粘结型金刚石磨头来加工陶瓷时，这一点特别重要；粘结剂不许在工件表面上造成焊熔现象。特别硬的粘结剂容易引起此类问题，因为其工作压力大故产生的热量也多。

2. 粘结剂的类型

通常金刚石颗粒是用金属型粘结剂来粘接的。金属型粘结剂又分为电镀式和烧结式两种。

电镀式粘接适合于载体为合金刚薄板的场合（板厚为 0.06mm）。在电解槽内把载体板涂上金刚石颗粒，同时镀上粘结用金属（镍、铬或者黄铜）。于是，载体板上就粘固了一层磨料颗粒。

烧结法适用于已成形的磨头，方法是把磨料粉与金属粉混合起来，再用感应电流把混好的料烧结到磨头上（温度为800℃）。

金属型粘结剂的极限温度为800℃，但是由于还存在热膨胀，因此往往在低于此温度时磨粒就已从粘结剂中脱落下来。

用金刚石颗粒和金属型粘结剂制成的磨头可承受的工作压力为0.2~1.0牛顿。

陶瓷型粘结剂主要用于刚玉和碳化硅颗粒（约占磨头总数的80%）。瓷料由陶土、石英、高岭土和长石以适当比例混合而成，并在1150℃~1500℃下进行烤制，以便使粘结剂具有适当的硬度。陶瓷型粘结剂的极限温度为900℃。用此种粘结剂制成的磨头的工作压力可为8牛顿。

棱镁型粘结剂是由氧化镁和氯化镁的混合物，它可在熔化后形成坚硬的混凝土态物质，例如 $MgCl_2 3MgOH_2 8H_2O$。

也就是说，棱镁型粘结剂是一种混凝土型粘结剂，它适用于粘结碳化硅（SiC）颗粒。磨头在铸模内铸造，并在空气中凝固。此种粘结剂比陶瓷型粘结剂软，极限温度为700℃。由于粘结剂较软，因此磨粒容易脱落，这就保证磨头一直处于锋利状态，因此发热少，且磨削能力大。

塑料型粘结剂是一种有机粘结剂。其硬度较小，极限温度也较低（约250℃），但是其弹性很好。因此，塑料型粘结剂被用于碳化硅制薄板切割盘上。此种粘结不牢，颗粒容易脱落，因此磨头经常处于锋利状态，其特点是磨削能力强但使用寿命特别短。橡胶、尼龙、虫胶和聚硅氧烷等都属于此类粘结剂，其极限温度约为200℃。由于磨头磨损快，故此类磨头的颗粒很小，适用于精磨和抛光。当使用时采用较高的工作压力时，由于发热多，故使用寿命缩短。因此，采用此种磨头进行加工时，应当进行水冷。

（三）影响磨削能力的因素

1. 磨头的硬度

磨头的硬度应大于被磨物件。

2. 磨粒的尺寸

磨粒越大，磨削能力越强，磨出的表面越粗糙；反之，磨粒越小，打磨能力越弱，磨出的表面越光滑平整。

3. 磨头的形状和直径

应根据不同的打磨部位选择不同形状和直径的磨头，以提高工作效率和质量。

4. 磨头的同芯度

如果砂轮的同芯度较差，在进行打磨工作时，砂轮会发生振弹，因而产生所谓的"沟痕"。如果夹紧钳的同芯度不良，则会引起偏心和振动。工具轴的同芯度不良也会引起上述问题。工具应尽可能深地插入夹紧钳中，以便使工具的径向振动尽量小。操作者的双手都必须支持于稳定的桌面上，以便尽量实现无振动的工作。

5. 磨削速度

众所周知，磨削能力还取决于磨粒在工作表面中的磨削速度。但是这并不意味着磨削速度越快越好，在这点上可参照铣削的工作参数。另外还应根据磨削头的尺寸来确定转速范围，以便使磨头发挥最佳功效。一般来说，建议磨削速度不应超过 20000 转/分钟。特别是当采用磨削头较大的打磨工具时，转速过高会不可控制地引起工具轴打弯，而引起可怕的磨头伤手或伤人事故。

6. 磨削压力

粗磨时的工作压力应大于细磨，细磨时的工作压力应大于抛光。

7. 磨头进给量

进给量大时，表面易磨出沟痕。

8. 磨头的运动方式

打磨应沿一个方向进行。

（四）磨削工具的选择（表 6 – 1）

表 6 – 1 各种磨削工具对不同材料的适应证

	电镀粘合金刚石	烧结粘合金刚石	碳化硅陶瓷粘合	碳化硅塑料粘合	碳化硅弹性粘合	电镀粘合红色金刚玉	陶瓷粘合刚玉	塑料粘合白色刚玉
石膏	+					+		
托盘用塑料	+					+	+	
贵金属合金	+	+ +	+	+	+ +		+	+ +
非贵金属合金	+	+ +	+		+ +		+ +	+ +
塑料饰面	+		+	+	+	+		
陶瓷	+ +	+	+ +	+ +	+ +			
模铸合金	+	+ +			+ +		+ +	+ +
义齿塑料	+				+		+	+

注：+ + 为很合适；+ 为合适

三、抛光

从原理上讲，用抛光剂和抛光工具进行的抛光也是一种磨削加工，准确地说是一种精细打磨。通过抛光可达到高的表面完整度，因为在抛光过程中除了出现切削过程外，还出现热塑过程。由于摩擦生热而使高层材料熔化并被挤入低谷中使其填平。打磨和抛光的本质区别也在于此，正是由于采用抛光剂进行极精细的研磨而产生的摩擦热，使得被抛光的表面变得十分光洁和致密。而在磨削和铣削时，摩擦热是有害于工具和材料的，因此对被加工处要加以冷却；当然在抛光时产生的摩擦热也不可太多，否则材料性能和结构也会发生不利的变化。

（一）抛光剂

对工件表面进行精加工时，必须涉及精磨剂和抛光剂，它们的差别在于其对工件材料的作用不同（图 6 – 5）。当主要进行磨削时，采用精磨剂；当主要是使工件表面发生热塑流变时，则采用抛光剂。当然，精磨剂和抛光剂间的硬度差以及与工件硬度之差也起作用；例如很软的磨料作研磨剂使用于硬的工件时，它就不能被称为精磨剂，而只能是抛光剂了。

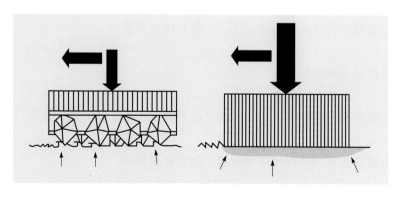

图 6 – 5　磨削与抛光

磨削是切削过程，抛光是热塑式抹平过程。但在实践中并不能明确地区分两者，因为在精磨时也存在热塑抹平现象，在抛光时也存在切削现象。所以当磨削作用为主时，就称做精磨；当热塑流变量为主时，则称为抛光。

抛光剂可分为矿物性抛光剂、金属氧化物抛光剂和特殊抛光剂三种。

1. 矿物性抛光剂

此种抛光剂都需加水拌成浆状来使用。

（1）浮石粉　来源于火山岩的一种含硅量高的材料，为颗粒硬度较低的细磨料，多用于义齿塑料的表面初步抛光。

（2）硅藻士　由硅藻类水生植物的硅质细胞壁沉积而成的天然物质，是一种中等硬度的抛光剂。

（3）天然白垩　是白色土状或硬块状石灰石（$CaCO_3$）。它是由浅海微生物死亡后沉积形成的。也可用作浆状抛光剂。

2. 金属氧化物抛光剂

该类抛光剂主要用于金属工件表面的光洁抛光，也可用于塑料或玻璃的表面光洁抛光。

（1）氧化铬（Cr_2O_3）　也被称为抛光绿。它是一种无定形绿色粉末，多用于抛光钴铬合金。

（2）氧化铁（Fe_2O_3）　也称为抛光红。一般是将红色的 Fe_2O_3 粉末与硬脂酸混合做成抛光膏使用，是一种很有名的黄金合金抛光剂。

（3）氧化镁（MgO）　用于抛光模铸合金和白色贵金属合金。

（4）氧化锡（SnO_2）　将氧化锡与水、甘油等调成糊状，用于口腔内抛光牙体组织或金属修复体。

3. 特殊抛光剂

为了取得好的抛光效果，一些企业研制了粉剂、液剂或采用牙膏式包装。其适用领域都标记在包装袋上。比如有的适用于不同硬度的义齿合金，有的适用于塑料，有的适用于陶瓷。

（二）常用抛光工具

1. 抛光轮
抛光轮是用布或皮革制成的圆盘，多用于修复体的研磨。

2. 毡轮
毡轮是用毛毡制成的磨轮。

3. 毛刷轮
毛刷轮是用猪鬃或马鬃制成，用于塑料义齿表面及人工牙邻间隙的抛光。

4. 橡胶磨杯
橡胶磨杯有粗细之分，可直接抛光金属、陶瓷和塑料。

（三）抛光工序可分为几个阶段

1. 预抛光
首先对用磨头或铣头加工过的粗糙表面进行预抛光。对于塑料可用橡胶抛光头对其表面进行平整和致密化的预抛光。贵金属嵌体可用特种抛光头使其表面达到光洁状态。模铸义齿在切除铸道，并用磨石或铣头把支架打磨至最终形状之后，用"刚玉—玻璃珠混合物"对支架进行 15 分钟的自动化喷砂处理后，在电解槽中进行 5 ~ 10 分钟的电解抛光，然后用橡胶轮和橡皮棒进行金属表面的预抛光。

2. 初抛光
对于塑料来说，用橡胶头进行了预抛光的工件，还须在装有布轮或抛光刷的抛光机上用浆状抛光剂进行初抛光，使其实现光滑化和致密化，在显微镜下也看不到沟痕。一般在初抛光过程中须不断反复地用浆状抛光剂研磨工件表面。

3. 光洁抛光
进行光洁抛光时须采用毛轮、毡轮或毛刷轮，加上光洁抛光剂，对工件表面进行抛光。光洁抛光过程不是一个磨削过程，而是把细微的沟痕填平的过程。在抛光过程中应特别注意：不能仅沿一个方向进行抛光，应不断地改变方向。这样磨纹不会是继续深化，而是被扫平。

第二节　表面加工技术

一、加工前的准备

（一）铸件的除砂

铸件的除砂是指利用敲击、压缩空气等外力清除铸件表面包埋材料和氧化物的过程。由于不同类型包埋材料的结合剂不同，铸造完成后其包埋料的硬度也存在差异。石膏结合剂包埋料其强度较低，一般用小锤敲击或用气凿凿击包埋块，便可使其松散。然用将仍残留有部分包埋料的铸件放到流水下，一边冲洗，一边用刷子刷洗，即可清除掉绝大部分的包埋料。对于铸件的一些棱角处还存留有不能刷洗掉的包埋料，可用尖锐的工具如石膏刀等来剔除。然后用喷砂机对铸件表面进一步的除砂。磷酸盐结合剂包埋料经高温烧烤后，其强度较高。除砂时，首先用小锤或气凿敲击包埋料，使其破裂。然后，逐步敲击铸件表面的大块包埋料，直至较接近铸件。最终表面的完全除砂要靠喷砂机完成。敲击时注意力量要适度，位置准确，避免伤及铸件。

在实际操作中高熔合金铸件往往是采用喷砂方法去除表面附着的包埋料和氧化膜。喷砂是利用压缩空气的压力驱动金刚砂，从喷砂机的喷嘴中喷出，冲刷铸件的表面以去除包埋料及表面氧化膜，使表面光洁。

牙科技工室中使用的喷砂机有以下几种：

① 自动喷砂机，主要适用于支架及烤瓷内冠及铸造冠的粗喷（图6-6）。其内部安有一个可转动的圆形塑料盒，喷嘴正对盒，将铸件放入盒内，通过圆盒转动，喷嘴可喷到铸件表面的各个地方，但牙冠内还须用手动喷砂。

② 手动喷砂机，与自动喷砂机相比，手动喷砂机是操作者将铸件拿在手上使铸件正对喷口，可直观地喷除所需喷砂的部位（图6-7）。

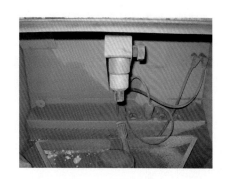

图6-6 自动喷砂机

③ 笔式喷砂机，主要用于冠内包埋料、氧化层的去除及烤瓷牙冠表面的粗化处理（图6-8）。修复体材料及厚度的不同，所用的砂料的粒度及压缩空气压力也不同。中熔合金质地较软，砂粒粒度较细一般在100~120目；喷砂压力3~4个压力；高熔合金质地较硬，喷砂的砂粒较粗，一般可用80目，喷砂压力4~6个压力；全瓷冠质地较脆，喷砂时要格外小心，特别是冠边缘处。喷砂粒度为120目，喷砂压力不超过3个压力。

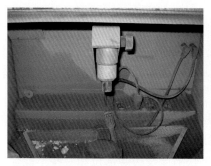

图6-7 手动喷砂机

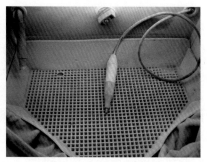

图6-8 笔式喷砂机

（二）铸件的检查

铸件检查的最佳时机是除砂后和进行表面修整之前。一旦铸件表面修整后，会有光泽，很难看清一些微细结构。检查的目的是发现铸件上的微小铸造缺陷，并消除这些缺

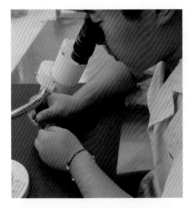

图6-9 让铸件干燥并仔细检查铸件，检查时要要光线充足并使用放大镜

陷。铸件的检查一般是在放大镜或放大5~18倍的显微镜下进行观察（图6-9）。通常在肉眼观察下是不会发现一些微小铸造缺陷的。将铸件放在放大镜或显微镜下观察时，一些微小铸造缺陷便会一览无余地暴露出来。这些微小的铸造缺陷会影响到修复体的适合性吗？答案是肯定的。尽管在包埋过程中可以采用真空包埋，但仍不可能获得完全无气泡或缩孔的铸件表面，微小的缺陷经常发生在铸件的一些角落处，也可出现于表面上。细心的牙科技工都会发现，当用压缩空气吹模型时，会把模型上的一部分吹走或者损伤模型上的尖锐的棱角，工作中的不仔细，也可能造成模型上的轻微损伤。这些模型上的改变会导致铸件上微小缺陷的形成。若不消除这些缺陷则会造成嵌体、冠桥的无法完全就位，导致修复的失败。对于铸件的微小缺陷，一般将其分为表面缺陷和内部缺陷两种。

1. 表面缺陷

表面缺陷是指铸件上向外凸出的疵点。常见的是瘤子及毛刺。铸件表面的瘤子是由包埋过程中掺入空气或蜡型内聚集过量湿气造成的。铸件表面的毛刺是包埋料中的裂隙所形成的。

细小的花边状毛刺通常是由远离铸道的铸件边缘聚集湿气而形成。湿气集中会使包埋料在该区域强度变弱，当熔融合金流入这一区域时，此区往往会被击碎或裂开，从而使铸造金属沿其边缘进入包埋料中，最终形成毛刺。湿气过量的原因有蜡型过湿、包埋料混合不完全、过度振动及焙烧中排气不畅。

铸件存在的表面缺陷如果在其后的加工过程能够给予纠正，则该铸件可继续采用；如果考虑到通过其后的加工仍可能存在问题时，则须重新制作该铸件。

2. 内部缺陷

内部缺陷是指铸件中的凹陷，一般是指孔隙和铸造不全。

铸件中的孔隙是由安插铸道不当所造成的。如果铸道安插的角度不适当，则会在铸型腔内形成一些不良的锐角和棱角，在铸金冲入过程中会冲碎这些棱角，将包埋料碎块吸入铸件内，造成孔隙的形成。

铸件的铸造不全是由填充铸型不足引起的。填充铸型不足的原因有熔融合金量不足，合金早冷却、透气不良、焙烧不够、铸造压力低。

铸件的内部缺陷可由焊接来加以纠正。如果缺陷涉及边缘部位和一些不能通过焊接以纠正缺陷的铸件，则须重新制作。

（三）代型上试合铸件

检查和纠正完铸件上的缺陷以后，接下来在代型上试合铸件。铸件需要在无压力和极小压力的情形下就位。当铸件就位在代型上时，应该感觉到其密合性与蜡型在代型上的密合性相同。就位时若有阻挡，则说明铸件存在形状缺陷。铸件的形状缺陷可由以下因素引起：蜡模从模型上取下时引起的变形、制模材料的内应力、包埋材料在铸圈内的凝固膨胀、预热过程中的变形以及铸件冷却时的变形等。此时可在代型上涂一薄层颜色标记（图6-10），使代型干燥并重新复位铸件。颜色标记显示侧方缺陷较表面小瘤的效果更好。因此，应仔细查看代型上的白色磨损斑点，这些斑点往往说明铸件上的缺陷所在部位（图6-11）。如果铸件的密合性差，则必须立即做出决定：是强迫铸件就位，还是重新制作铸件。强迫铸件就位可能损坏代型，通常铸件在代型上的就位困难是因铸造错误引起的，这说明该铸件应重新制作。

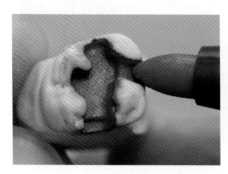 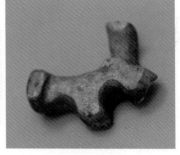

图6-10　用水溶性毡笔对代型涂色　　图6-11　清楚地显现压力点

对于缺陷部位，应在显微镜下利用梅花钻或裂钻进行修整。修整完后，将铸件就位到代型上。如果蜡模良好，则各铸件均可修正到良好配合状态（图6-12、6-13）。

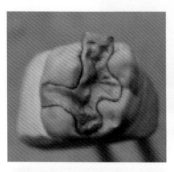 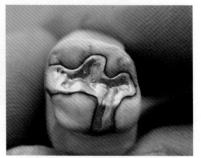

图6-12　铸件边缘修正之后　　　　图6-13　铸造面质量和配合
达到良好的封闭状态　　　　　　精度都很好的铸件

在可能的情况下，一般不要损坏代型。解决铸件就位的另一种方法是复制代型。在原始印模上再次制成的代型，称为二次代型。在二次代型上就位后或对铸件进行了磨改后，则可使铸件回到原有代型上就位，这是一种安全有效的方法。

（四）去除铸道

铸件试合完成后，从代型上取下铸件并切去铸道。切割时可使用切割砂片，如果需要，砂片须在金刚石工具上修改过后再使用。其目的使砂片能在正中均匀、稳定的旋转，而不发生不同心圆偏摆，防止发生砂片的突然破裂飞溅，造成铸件脱手飞出，以至损伤铸件。切割铸道时请尽量靠近铸件本部（图 6 – 14）。铸道不应被完全切开，铸道中心应留下小部分铸道，为防止切除过程中卡住砂片，切口应比砂片厚度宽两倍，如果铸道被完全切掉了，那么在铸道被完全切掉的一瞬间，由于铸道和铸件间的位置关系突然发生变化，则会使操作者无法控制砂片，导致损伤铸件或手指事故的发生（图 6 – 15）。铸道未割断的部分应很小，以便用手指轻轻弯曲就可以使其折断（图 6 – 16）。去掉铸道后，把铸件重新放在代型上，此时需加压以保证铸件充分就位（图 6 – 17、6 – 18）。

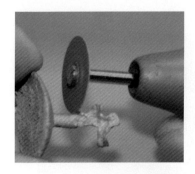

图 6 – 14　用砂片切除铸道

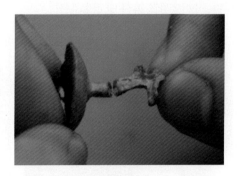

图 6 – 15　切割中不要完全切断铸道

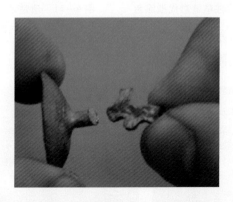

图 6 – 16　铸道未切断部分用手指轻轻弯曲就可以折断

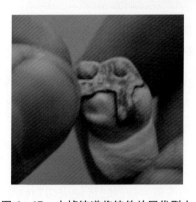

图 6 – 17　去掉铸道将铸件放回代型上

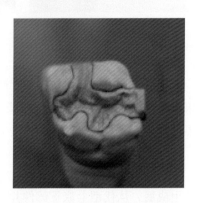

图 6 – 18　加压使铸件与代型密合

铸道的切除在实际操作中我们总结出以下注意事项：

1. 注意切割速度要适中，严格按照切割砂片生产商使用说明，在保障切割效率的同时也防止过快时砂片破碎飞溅引起操作者人身受到伤害。

2. 边切割边降温，可用气枪或蘸水等措施，以免烫手。

3. 在多个单位或长桥切割时一定要谨慎，切勿伤及到其他部位，不要顾此失彼。在一个铸圈内安插有多组长桥时，若先在代型上试合，由于其他长桥的妨碍，不便操作。遇到此类情形时，可先切除铸道，再在代型上试合。

4. 切除铸道时防止损伤牙冠可适当留下 0.5mm 长的铸道。

5. 切除贵金属铸道时在保障不损伤铸件形态的前提下，尽量靠近铸件表面切除铸道，切除和后续研磨贵金属时，注意收集其碎屑。因为它的主要成分是金，不要浪费。

6. 绝不允许用切断钳切断铸道。直接使用切断钳会造成铸件的变形。但在将残余铸道回收再利用的过程中，可用切断钳将铸道剪碎，以备再利用。

7. 戴好防护眼镜。

二、加工程序

（一）铸件表面的修平

采用铣削性工具使铸件表面达到平整，同时须保留铸件的基本形态，其步骤如下：

1. 打磨铸道残基

铸道残基的打磨，可使用切割砂片或细齿的硬质合金铣刀来进行，将铸道残基磨去，使局部的形状成为修复体的一部分（图 6 - 19）。残基磨去太多会损伤修复体的形态，磨去太少，会使修复体在此处过凸，也会影响到修复体的形态和功能。

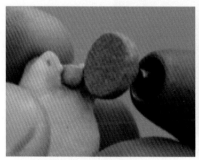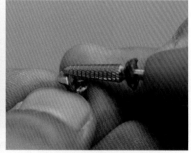

a.用切割砂片、砂轮等工具　　　　　　b.用很精细的硬质合金铣刀
　　进一步平整铸道　　　　　　　　　　把铸道残基处修平

图 6 - 19　打磨铸道残基

2. 𬌗面的打磨

𬌗面的打磨，可使用火焰状的车针和一些小裂钻来对𬌗面窝沟区进行修整。对一些深的沟裂，可用精细的梅花钻或三棱尖形硬质合金钻头来加工（图 6 - 20）。不可将原有的𬌗面形态破坏，以至于无法达到良好的咬合状态。

3. 表面修整

先用钝的梅花钻对铸件表面打磨，此时主要使表面更致密光滑，而不是要修正结构或形状（图6－21）。然后用橡皮轮对整个铸件表面修整。

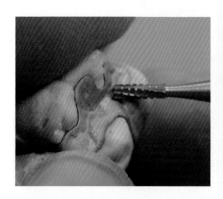
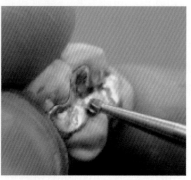

图6－20 用三棱尖形硬质合金车针修整殆面较深"裂沟"　　　**图6－21** 用钝的梅花钻对铸件表面进行加工

4. 边缘的修整

嵌体、冠桥的边缘在台阶处的密合是非常重要的，也是修复体能否长久使用的关键环节，必须无条件地绝对保证此边缘的完好和不被损坏。该处出现任何悬突和不严密都是不可原谅的错误，它们均能成为继发龋的根源。当今的习惯做法是，借助于放大镜或立体显微镜对边缘部进行加工。如果蜡模做得很精细时，则采用一个小的精细修形好的橡皮轮对边缘部进行预抛光和细微的修正（图6－22）。

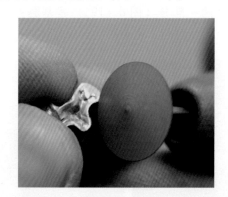

图6－22 在光学放大镜下用橡胶抛光轮对冠缘进行抛光

铸件边缘的修整可以用钝的火焰形修整车针来进行，但一定须小心，不得损坏相邻的代型表面或把铸件边缘修的短于代型边缘。在打磨铸件边缘时，车针尖只能接触边缘而绝不能覆盖边缘，车针要稳定中速旋转。修整完成后边缘上的密合性即使在显微镜下也应看不到任何孔隙（图6－23）。

（二）邻面接触区的调整

铸件表面修整完成后，就需要将其戴入到模型上。首先将代型在模型上复位，再将

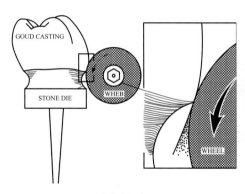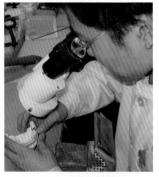

a.边缘的打磨　　　　　　　　　b.显微镜下检查边缘密合状况

图6-23　铸件边缘的修整

铸件戴入到模型上。如果铸件制作准确，则稍加点压力，铸件即可就位。如果稍加力，铸件不能就位，则说明邻接处有阻挡，应予以调整。邻面接触区的阻挡点，可采用薄的复写纸进行确定。先将小块的复写纸放入到邻牙与代型之间，然后将铸件放入，稍用力后，取下铸件，可在铸件邻接区域内发现印染点，此点为阻挡点（图6-24），选用颗粒大小适中的橡皮轮对此点进行打磨（图6-25）。重复此操作，直至铸件完全就位（图6-26）。在邻面修正时，要求集中精力，并有足够的手感，以便实现良好接触。操作中还要注意，在铸件就位时，不要施加太大的力量以防止代型侧方移位，影响对邻接区阻挡点的判断。在邻

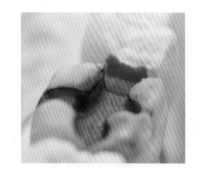

图6-24　用铅笔标记邻近接触部位

面阻挡点印染时，一定要使铸件沿就位道方向就位，切不可倾斜就位，否则会导致铸件磨改失败。因此，必须保证铸件在模型上正确就位方向的前提下，确定邻面阻挡点。

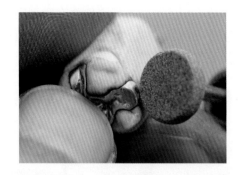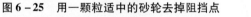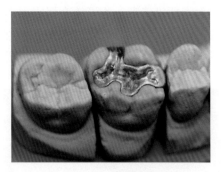

图6-25　用一颗粒适中的砂轮去掉阻挡点　　　图6-26　铸件的最终就位

对于相邻牙接触区进行打磨。应注意以下几点：

1. 接触区保护牙间乳头，以防止在咀嚼食物时受损。此乳头可良好地密封牙间间隙，使得食物残渣进入不了此空隙。

2. 在上颌后牙区，接触区偏向颊侧；在下颌后牙区，则偏向舌侧。接触区的移位

会打乱牙的功能性平衡并导致牙周受损。

3. 牙间的稳定接触可使牙弓内的压力取得平衡。

4. 随着年龄的增加，近中接触区受远中推力而变成凹面。而远中邻接区仍呈凸状。这种有意义的"磨损"可防止因横向推力太大而引起牙周损伤；由于𬌗面的自然磨损，横向推力是逐渐增加的。

5. 一定要注意使接触区周围的颊、舌外展隙自然打开。否则会妨碍或阻止牙齿的自洁作用及咀嚼时影响食物的排溢。

（三）咬合的调整

任何铸件的𬌗面是完成咀嚼功能的具体部位，也是整个口颌系统生物学功能回路中的核心部分。如果咬合不能调整到生理性要求的状态，则会带来一系列的问题。技工在𬌗面调整过程中应高度重视，精心制作，以期形成形态结构完美、功能良好的𬌗面形态。

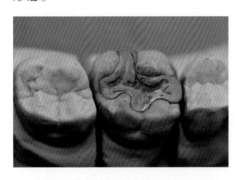

图6-27　用树脂成形条在铸件的远中检查咬合

咬合调整时，应首先在𬌗架上检查上、下颌的咬合关系，然后再将铸件就位到模型，用咬合纸检查铸件的咬合接触状况（图6-27）。并对不符合要求的触点进行调改。

咬合纸是目前用于咬合检查中最常用的材料。根据国际色彩规则，正中𬌗位触点采用红色，前伸运动触点采用黑色，侧向运动触点采用蓝色，侧向前伸运动触点采用黄色，回中运动触点采用绿色来标志。前面所介绍的颜色主要用于教学、科研和演示中。在实践中，人们一般选用2~3种颜色：红色、黑色或蓝色。咬合纸应用时，如果铸件表面光滑，则不容易使接触点印染清晰。为了使金属表面上的印染点更清楚，可把铸件放在微型喷砂机内进行喷砂处理，喷的砂是粒度为$50\mu m$的金刚砂（图6-28、6-29）。当在𬌗面进行更精细的调磨时，也可使用色带或显示液辨别出更细小的干扰点。

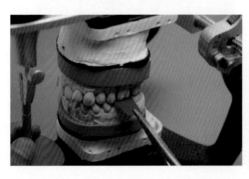

图6-28　明显地出现了第一批接触点

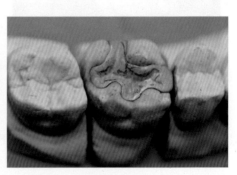

图6-29　在金刚砂打毛后的铸件表面上，可清楚地显示𬌗接触点

在实践中，咬合调整的步骤如下：

1. 正中𬌗的调整

将红色咬合纸放入上、下牙列之间，作正中𬌗咬合。如铸件的𬌗面有高点就会染上印点，用小球钻或小的圆砂石，调磨此高点（图6-30），然后重复此操作，直至在正中𬌗位下出现多点的接触，且与邻牙𬌗面达到同样均匀的接触程度。

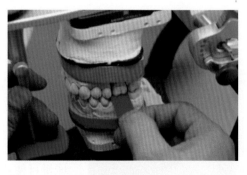

图6-30　用接触膜来检查每个牙的咬合情况

2. 非正中𬌗调整

将蓝色的复写纸放入上、下颌牙列之间，在𬌗架上作各种非正中的运动，如前伸、侧方运动等，已经进行了正中调整的𬌗面，不得出现干扰性接触点。不论在下颌进行前伸运动、侧向运动、回中运动或侧方前伸运动时，后牙列都应在尖牙和切牙引导下脱离咬合。仅在无前牙引导时，前磨牙和磨牙才起到该作用。尽管如此，在后一种情况下，当下颌在牙弓保持接触情况下进行"工作运动"时，则牙弓平衡侧必须脱离咬合。

如出现干扰接触点，应采用小球钻进行调磨。上述过程应重复进行，直至咬合符合要求。

（四）表面修整和抛光

所有戴入口腔的修复体都必须光滑且被高度抛光。表面磨光是用磨削工具由粗到细的磨削铸件表面，使其变得越来越光滑。一般是用橡皮轮对表面进行磨光。对于𬌗面上一些沟窝的部位，可提前选一些橡皮轮在磨石上作一些调整、平整和尖化的处理，形成各种形状的磨头更好地进行沟窝的磨光。之后进行表面的抛光，抛光是采用抛光轮沾上抛光膏对铸件表面的精加工，其作用不是磨削铸件本身，而是重新分布铸件表面的原子使其致密、光洁，不宜菌斑的附着（图6-31、6-32）。

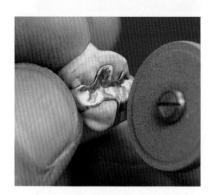

图6-31　橡皮轮适用于邻面和其他可接近的表面

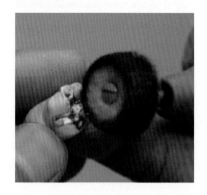

图6-32　把抛光膏涂到软且密集的毛轮上，抛光不规则𬌗面（裂隙和沟）

一种抛光轮应对应使用一种抛光剂，不可相互混用（图6-33）。另外，抛光树脂用的磨轮不应与抛光金属的磨轮交叉使用，而且，抛光不同类型金属（如钴铬镍合金与

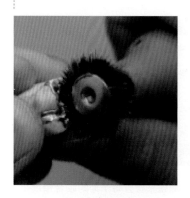

**图6-33 用硬质尖毛刷
也可对窝沟进行抛光**

金合金）用的磨轮也应相互分开。

（五）铸件的清洁

为了消除工件上的抛光剂残余，应把工件放在超声清洗机的净化槽中处理约10分钟。频率超过20000赫兹的超声波可破坏液体分子，同时产生一些小气泡，但这些气泡迅速崩溃。这样一来，就释放出很高的能量。此能量可使残垢从金属表面上脱落。我们听不到超声波，但却可听到气泡破裂时发出的嘶嘶声。净化槽强化了超声波的作用，因此工件的净化很彻底，最细微的尖角处的残垢也可被清除。之后，再用流水和刷子再净化一次。模型也要这样洗一下。处理好的工件干净且光洁，（图6-34）显示了工件安装在模型上的情况。

随着科学发展，对铸件及模型的清洁都采用蒸气清洗机（图6-35），此机可产生4~5帕的蒸气压力，可将铸件上抛光膏等一些残余物质立即清除，同时也可将模型上的蜡及手印等清除干净。

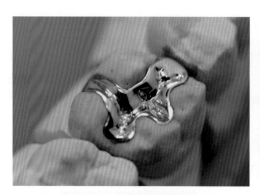

图6-34 完成工件的情况

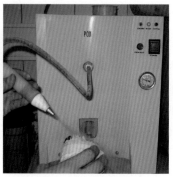

图6-35 蒸气清洗机

三、金属烤瓷冠桥的加工

金属烤瓷修复体是现今应用很广的一种修复方法。金瓷修复体铸件的加工是技工室中一项重要的内容。金属烤瓷铸件的加工与冠桥的表面加工有很大的区别，它不涉及邻接与咬合的问题，但是由于在其后的制作过程中，要在其表面用烤瓷进行饰面，因此对其结合面加工成为重点的内容。此结合面加工质量的好坏，直接影响到将来金属烤瓷修复的质量。

金属烤瓷铸件与冠桥铸件的加工有些步骤及要求基本相同。如铸件的喷砂、检查铸件、在代型上试合以及铸道的切除。修整拟烤瓷的铸件表面，只需要数量不多的工具（图6-36）。粗齿鱼雷状硬质合金铣刀主要用于铸道残基打磨。细齿的硬质合金铣刀主要用于拟烤瓷面的修整。对于基底冠颈缘的凹陷的修整，必须在放大镜或显微镜下加工。首先用铣刀在颈缘处铣出凹陷，然后用陶瓷粘结型小砂轮进行精细修磨。最后冠缘应十分小心地修整，一般使用小的橡胶抛光轮来加工（图6-37）。其后的步骤为铸件的表面修整，有以下一些特殊的要求：

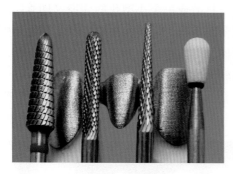

图6-36　使用工具

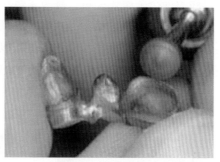

图6-37　在光学放大镜下用橡胶抛光轮对冠缘进行加工

1. 在唇—颊面，金属冠应被均匀的加工到0.20mm厚度。为留有瓷层空间，铸件的殆面厚度应为0.30~0.35mm。在牙颈处置区，冠缘部相应地加工出明显的凹陷。

2. 在唇面和颊面，金属件缘部应绝对准确地过渡到处置边界上（图6-38）。

3. 必须用测厚卡尺对冠的壁厚进行多点检测（图6-39）。只有这样，才能在打磨时达到所需壁厚，且不会发生磨穿的情况。

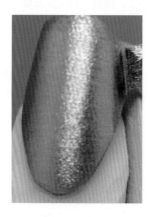

图6-38　冠缘准确地过渡到处置边界上

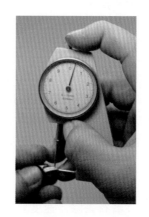

图6-39　必须经常用卡尺检测冠的壁厚

4. 金属烤瓷冠桥的稳定是依靠金属结构来保证的。陶瓷只是覆盖层。因此每个冠的腭舌面都设计有加强用金属缘。其形状应对应于天然临床冠缘的形状，且不得有凸起和波浪以及不符合解剖特点的形状。通过一个平缓的凹陷，过渡到拟烤瓷的冠身部分（图6-40）。对于单个烤瓷冠来说，当采用环形台阶时可以不采用这种起稳定作用的冠缘。

5. 一切拟烤瓷的部件都须进行打磨。应当注意，使打磨沟纹都处于一个方向。通过打磨，就产生放大了的表面，这对烤瓷的牢度有重要意义。当磨纹交叉时，纹嵴会交叠，在其下面会形成微型空腔。在烤瓷时，这些空腔中的空气会溢出而引起瓷层上出现脆性"蛙眼",造成工件无法使用。

6. 铸件中的缩孔必须被打磨平整。禁止用补焊的方法来消除缩孔。

7. 原则上讲,打磨不同种金属铸件的工具应分开使用,不能混用。

如果铸件为一个金属烤瓷桥,则要求将桥身打磨成一个小型化的牙齿(图6-41)。其唇面壁应整齐地排列于牙弓中。这是一个重要的前提,它可保证瓷层厚度均匀。桥身的底面至牙槽嵴间也应打磨出一定的间隙,以便于熔附烤瓷,形成高度光洁的瓷面,有利于接触面黏膜的健康。牙与牙之间应打磨出较大的自由空间,以便在烤瓷后不挤压牙龈乳头。

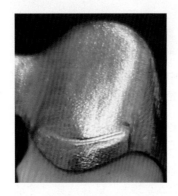

图6-40 在腭-牙颈面,起加强作用的冠缘保证冠桥的稳定性

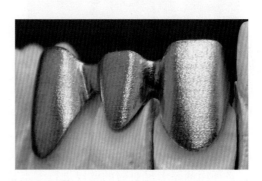

图6-41 所有金属表面都用铣刀和砂轮进行精加工,使其均匀减少厚度

四、全瓷冠桥的表面加工

由于金属的色泽差、不美观,在口腔内长期使用,会有金属离子析出,对人体产生生物毒性等副作用。全瓷修复以其优良的生物相容性和美观性越来越受到人们的青睐,目前常用全瓷工艺包括铸造陶瓷技术,热压铸技术、粉浆涂塑技术、瓷沉积技术以及CAD/CAM机加工技术等,下面以切削二氧化锆为例进行表面加工:

(一) 去除连接杆

1. 使用金刚砂磨石去除、速度要慢、压力要轻。

2. 用水来冷却,防止过热造成瓷裂。

3. 铸道的连接点要打磨圆滑。

(二) 在工作模型上试戴就位

1. 在工作模型上操作前,先去除间隙漆。

2. 小心地将修复体内冠放在模型上,检查内冠的准确度、密合度,不能强行就位,避免损伤代型。

3. 可用口红或显示剂在代型上作标志,来检查试戴大小。

4. 把相应的高点用涡轮机在喷水的状态下去除,直至边缘准确无误地过渡到代型边界上。

（三）表面加工

1. 打磨时避免陶瓷材料产热过多，应使用专用工具。

2. 用钻石车针打磨调整轮廓和功能，速度要慢，压力要轻，注意边缘区域要特别小心。

3. 在打磨高强度陶瓷时，使用正确的打磨工具是非常重要的，如果使用不合格的打磨工具会造成修复体边缘破损和局部过热的情况，导致瓷裂。

4. 确保在打磨完成后仍能保证最低厚度。

5. 恢复每个单位的自然外形，使其与邻牙谐调，应形成清晰的邻间隙和外展隙，使桥体具有合理的解剖外形、美观自然（图6-42）。

6. 连接体的四周应呈平缓的曲面，避免应力集中，连接体部呈圆缓的"U"形凹面，而不应呈"V"形狭缝。

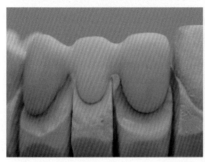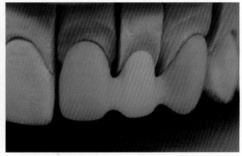

图6-42 完成后的工件

思 考 题

1. 影响磨削效率的几大因素？
2. 铸件抛光的原理及意义。
3. 造成铸件形状缺陷的因素？
4. 简述铸件表面加工技术的几大步骤。
5. 简述金属烤瓷基底冠表面加工过程中的注意事项。

第七章　焊接技术

 知识要点

　　本章主要介绍焊接技术在工艺技术流程中的应用，重点是激光焊接技术，一方面让学生熟悉激光焊接机的构造、焊接方法及在技工室的应用；另一方面对常规的焊料焊接方法有所了解。

　　焊接是用和母材相同或不同的材料通过高温熔化法把缝隙处连接起来的一种工艺。目前口腔科最常用的是激光焊接技术和焊料焊接技术。

第一节　激光焊接技术

　　激光焊接有传统焊接方法所无法相比的优点：加热范围小、热影响区域小、定位准确、无需包埋、省时、快捷、污染小、操作便利，在牙科领域中可以很好地代替传统的焊接方法，有广泛的临床应用前景。

一、激光焊接机的构造及参数

（一）激光焊接机的构造

　　激光是高强度的激光束被一组透镜聚焦于一点（即焦点），在焦点处的激光产生很高的能量密度，实现对各种金属的焊接。激光焊接机最主要的构造有：镜片系统、冷却系统及电容器。

　　镜片系统是引导激光前进，并使其强度在晶体中得到放大。

　　冷却系统是因为激光器只有大约 2% 的输入功率被转化为激光，其余 98% 被转化成热能，所以需要一套复杂和昂贵的冷却系统把这些热能传送到激光器之外。

　　电容器是为了使闪光灯发射出大的功率，所以要用电容器把能量积累起来，当电容器充足电时即向闪光灯放电，于是激光器向外发射出所谓的脉冲功率，此种脉冲功能可达 5 千瓦。

（二）激光焊接时三个重要参数及保护装置

　　激光焊接机（图 7-1、7-2）在技工室属于大型设备，进口设备更是价格昂贵。

在各种牙科激光焊接机上，都是利用三个重要参数的调整来保证焊接质量，即：电压、脉冲持续时间、激光束的聚焦度。

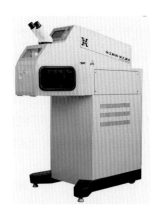
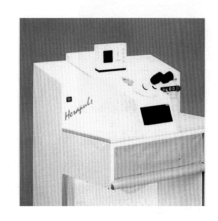

图 7 – 1　国产焊接机　　　　　图 7 – 2　进口焊接机

电压和脉冲持续时间是激光器的两个重要参数，它们对焊接质量有直接影响。第三个参数是激光束的聚焦度，也就是激光束在工件上所形成的光斑（熔斑）的直径。熔斑的直径越大，则能量的密度越低，工件上的焊接面就比较平滑。如果熔斑的直径很小，则激光束能量几乎集中于一点，因而可深入工件表面并在金属内部形成漏斗状的熔区。利用上述三个基本参数即可对当前市场上常见的激光焊接机进行操作控制。

焊接质量不仅取决于上述三个参数，而且还与保护性气体对工件表面的覆盖程度有关。惰性气体（例如氩气）对工件表面的覆盖越充分，则金属熔区越清洁而且也不会发生腐蚀现象。

二、激光焊接——口腔技术中的一项新工艺

常规焊接能做的，都可以用激光焊接来做。激光焊接是一项复杂的工艺，只有对操作者进行良好的培训才能掌握。

常规焊接技术与激光焊接技术有重大区别。为了掌握激光焊接技术，学员除掌握常规焊接知识和技术外，还必须增加许多新的知识。首先要做的，就是要对技工室中用到的所有合金进行焊接试验。

为了找到理想的激光调节值，应使调节值对应于合金中最难熔的合金成分。在一个金属片上进行如下的调节：先从激光器的最低功率值开始慢慢向上调，使合金表面开始出现小的熔点。当该熔点扩大为直径约为 0.5mm 和深度为 0.1mm 的熔区时，即可取该值为最低调节值。当金属表面上出现直径约为 2mm 和深度为 0.6mm 的熔区时，即可取该值为激光器的最佳调节值。

对不同合金的焊接应采用不同的激光调节值。所有用激光焊接的试件都比用常规方法焊接的试件结实。合金的导热率越高，则激光的参数也应调节得越高。焊点应有 2/3 的重叠（图 7 – 3），才能保证焊缝的质量。

对于工艺技术领域来说，合金中含金、银或铜量越多，则激光的功率就应调节得

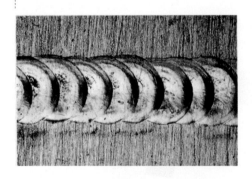

图 7-3 熔化区间存在 2/3 重叠

越高。

通过多次焊接试验，可得出以下结论：

1. 焊接深度不应超过 1mm。

2. 焊隙处可以补入新的同类材料而且不会引起任何问题，但应注意使金属在较低的焊接功率下平缓加热和熔化，这样也有利于保证操作者的安全。

3. 当焊件截面较大时，可以使截面因焊口抹斜而缩小，之后在焊接时空隙部分将被新材料充满，这样就可保证焊隙能被完全焊透。

4. 如果事先对大截面焊隙做抹斜处理并在焊接时补入新材料，则可使焊接过程变得非常易于观察和易于掌握。

三、激光焊接的应用

（一）双套冠外冠与支架的焊接

在双套冠制作中经常要把各种合金与钛铸件焊在一起。在焊接过程中两种材料不会简单地熔接在一起，而是会出现两种合金的混熔以及因涡流引起的掺杂。由于激光束引起的高温，合金中的低熔点组分会气化，这些气体所产生的压力又会使合金成分进一步混合。因此，焊缝是由具有不同的混合物构成的。为了能焊出不承受外应力的激光焊缝，就应当对钛和其他合金的连接部进行适当的处理，以便使这些负荷力在连接区得到支持并传递出去。这样一来，激光焊缝就仅对两个不同的金属件起到连接作用，而不承受此连接部中存在的拉力和压力。

双套冠制作中应用了越来越多的钛金属，因此把钛件与钛件焊在一起的机会越来越多（图 7-4、7-5）。这种焊接仅在排除氧的情况下才可能进行。因此，在用激光焊接钛件时采用氩气保护具有很重要的意义。利用此种气体保护可以实现如下目的，即：当钛表面熔化时，氧气不可能与其发生接触。假如氧气与熔化的钛发生反应，则就不可能形成清洁的熔区。工艺技术中常用快干胶把待焊件粘在一起，在焊接时此种胶就会污染

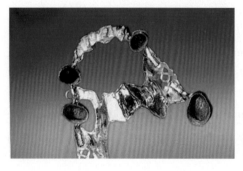

图 7-4 用激光焊接法焊接钛双套冠（底面）

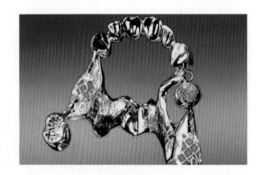

图 7-5 用激光焊接法焊接钛双套冠（牙合面）

钛表面的熔区而引起严重问题。虽然有保护气体存在，但钛的熔化仍受干扰。由于快干胶的存在，使得焊缝中吸收了碳和氧，这些成分都会严重降低焊件的质量（图7-6）。

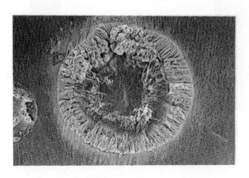

图7-6　受到碳和氧的污染，焊接质量不良

　　焊工手指上的油脂、汗液和其他污染物也会对焊缝带来不利的影响，因为这些污染物在燃烧时也会产生碳，这些碳会对焊接质量带来不利影响。一般地说，应特别注意使焊件保持清洁和无油脂，以免在钛中引起附加的反应。

　　利用激光束的能量可以使焊件熔化并焊接在一起。如果起保护作用的氩气中存在涡流而使一些氧气接触到焊面，则焊面的颜色会立刻变成五颜六色。由此现象就可以断定，氩气的调节值未处于最佳状态。由于此时存在由氧所引起的氧化以及碳所引起的变化，会使钛件焊缝变得不够结实。这些焊缝必须锯开重新焊接。应一直特别注意的是，激光焊出的焊缝必须呈光亮平整状态（图7-7、7-8）。

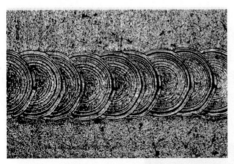 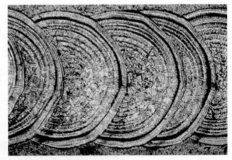

图7-7　焊缝上可看出金属冷凝收缩环　　　　图7-8　焊缝的放大照片

（二）种植体上部杆式附着体的焊接

　　当今市场上供应的种植体承载式义齿辅助件多半是用金合金、塑料或陶瓷制成。利用这些预制件可以很方便地构成义齿（图7-9）。对于种植体承载式义齿来说，最高准则是用螺丝固定的上层结构中不存在任何内应力。在工艺技术中，这方面常发生问题，而此种内应力是由零点几毫米的位置误差引起的。在铸好焊件之后要把各基桩切割成适当的形状和进行精加工并用一个印模进行最终固定。对于此种焊接来说，有两种方式可供选择。

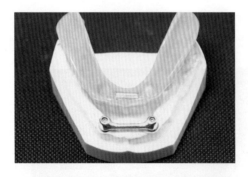

图 7-9　种植体上部杆式附着体的焊接

第一种方式：把焊口处各表面的边缘用激光熔化，于是在焊口处形成一个空腔。对于常规焊接来说，这似乎是一种焊接缺陷，但在激光焊接中，这却是一种所追求的稳定的连接方式。由于内表面和外表面处都焊牢了，因此焊缝处的刚度很好（圆管和实心棒的刚度几乎相同，但前者节省了大量材料）。此种焊缝使得连接部的强度比实心焊更好些，因此安全系数更高。焊缝中的空腔受到氩气保护而不会受到氧的腐蚀，并且被严密地封死。

第二种焊接方法是实心式激光焊接。此时应在焊口表面上先形成双楔形。激光焊接过程从焊口的中心处开始，并用焊丝逐步向外把焊口焊实。许多技师在焊钛件时乐于采用此种焊法，因为在用 X 光对焊缝透视时看不到空心处，会使焊接者对焊接质量感到非常满意。

（三）固定义齿长桥的焊接

固定义齿长桥采用传统的铸造方法，往往存在收缩变形问题。用分段铸造，激光焊接的方法，则可以轻易地解决上述问题。桥体上的焊口应为 V 形（图 7-10）。铸件中的内应力将在此切口处被释放掉。如果开始进行激光焊接，那么就应特别注意焊口处的状态，它直接影响到代型间的距离。焊口处的熔区在凝固时会引起很大的体积变化。此种冷凝收缩必然会在焊接后的桥件中引起内应力和形变。

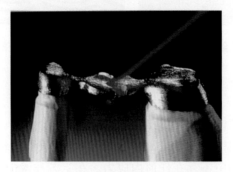

图 7-10　桥体进行 V 字形切割后焊接

改进的办法是让熔区的冷却和收缩从焊口的中心处开始。这就意味着，中心区的冷凝收缩会被周围的熔液所补偿，因此不会形成内应力。我们应先把焊口中心处焊实，然后不断向焊口中补充新的焊料（图7－11）。也就是说应均匀地环式地把新的焊料补焊在焊口中，这样一来桥体即可恢复其外形。当用X光检查时，也会证明焊接质量很好，不存在焊缝空腔。

在进行冠桥焊接中，如果前面的准备性工序未被严格地做好，那么在进行后边的工序时就会遇到越来越多的麻烦。例如冠间焊接后出现歪扭，但这往往仅在焊完第三个或第四个焊缝后才看出来，因为最后的冠会脱开代型而稍许向上翘起（图7－12）。因此，在焊接工作中要绝对注意冠间位置关系的正确性。即使冠间存在很小的位置偏差，也会引起附加应力和变形。

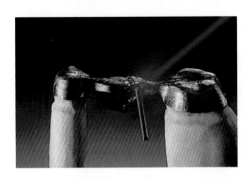

图7－11　焊缝用焊条不断地补充，使焊口充满

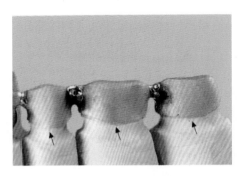

图7－12　桥体变形向上翘起

（四）用激光修正铸件金相缺陷

用激光把钛熔化时，会发现冷凝后的钛会变得均匀和细粒化。这种用激光来改善铸件金相结构的方法具有应用潜力，例如可用来对钛制卡环铸件进行表面熔化处理，以便提高其强度。这样处理过的金属通常会变得较硬，因而可提高卡环的卡抱力。如果在X光透视检查中发现在铸件中含有氩气气泡，那么可对此空洞加以定位并使其敞开。和在桥体进行实心激光焊的情形一样，此处的缺陷也可用激光熔焊补料法加以消除。利用此种方式还可以检查大的铸件，金相中的缺陷也可以用激光焊接法加以消除。

假如钛铸件出现了铸型充料不足性缺陷（图7－13），那么这也并不意味着该铸件一定是废品而必须扔掉。可用此方法对铸件进行边缘和形状修正，使修正后的铸件符合要求（图7－14、7－15）。如果因铸圈中残留大量气体而使铸件缺失一大块，那么可以

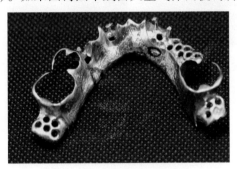

图7－13　支架铸件金相缺陷

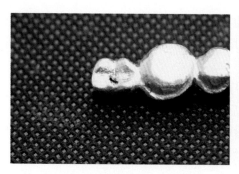 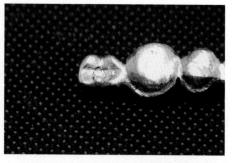

图7-14　铸件金相缺陷未处理　　　　图7-15　铸件金相缺陷处理后

制作补充蜡模，之后铸出缺失的铸件部分，然后再用激光焊接法把两者焊接在一起。

（五）铸件内应力的消除

铸件的内应力是因多种原因产生的，因此消除内应力的方法也不相同。内应力产生的原因主要有以下几个方面：①因蜡模制作而产生的内应力；②膨胀控制不良而产生的内应力；③浇铸时产生的内应力。最大缺陷产生于铸道布置时和把蜡模从支架上取下时。如果制作蜡型时采用的蜡线截面过大，那么就不容易控制其内应力和回弹量。如果制完蜡模后未等待足够的时间，而过早地把蜡模从模型上取下来，那么就会产生内应力。由此种原因引起铸件缺陷的概率非常高。

在把各冠与代型进行准确就位之后，进一步把内冠戴在模型上时会发现有两个或更多的冠在代型上可轻微摇摆，或者出现冠缘与代型不能准确配合的现象。出现此种缺陷的原因大多是蜡模从模型上摘下时发生了变形。当铸件存在此种缺陷时，进一步试来试去就没有意义了，最好的办法是把引起缺陷的关键部位锯开而重新进行焊接（图7-16和7-17），这样在几分钟之内就可消除缺陷。

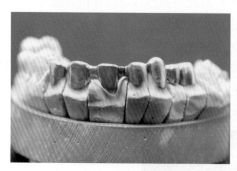 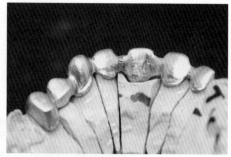

图7-16　内冠固定在工作模型上焊接前　　图7-17　内冠固定在工作模型上焊接后

第二节　焊料焊接技术

焊料焊接也称熔焊或钎焊。它是将焊料加热熔化成液态后，流布于金属的间隙之中，冷却凝固后即连接为一整体，焊料焊接中最常用的是硬钎焊。

一、焊料焊接所具备的条件

（一）焊件

1. 材料

被焊接的金属最好是同一合金，或都能被同一熔化后的焊料相互熔解或形成化合物。被焊金属表面必须彻底清除氧化物，才能使液态焊料充分润湿金属表面，以达到牢固的焊接。

2. 焊口

焊接前最重要的工作是对焊口或焊隙进行成形，焊件应加工成适当形状，以便形成平行壁焊口，且焊口宽度在 0.05 ~ 0.20mm 范围内。由于这种焊口很窄，因此也称为焊隙。

焊隙的两壁应平行，间隙应很小，以利于焊料熔液在毛细作用下被吸入焊隙。此外，为了提高毛细作用，还应当把焊隙表面打毛。

焊口表面必须打磨，以产生较大的面积。这是因为粗糙化的表面实际面积大于光滑或抛光后的表面。粗糙的表面可更好地被焊料熔液浸润，产生较强的毛细作用，发生较好的扩散，并使焊料材与母材之间形成表面咬合。

焊口还必须干净、无油和无锈，就必须使用焊媒。焊媒具有还原作用，因此可防止氧化物的形成，否则当温度高于 750℃ 时就会形成氧化物。只有在焊口表面上无锈时，焊料熔液才能完全浸润该表面。

（二）焊料

1. 焊料的物理性能要求

焊料是焊接的必须材料，它直接影响焊接的质量，因此必须具有以下性能：①焊料的成分、强度、色泽等应尽量与被焊合金相接近。②焊料的熔点必须低于被焊合金的熔点，以低于 100℃ 为宜。③焊料熔化后流动性大、扩散性高，能均匀达到焊接界面，且能与被焊合金牢固结合。④焊料应有良好的抗腐蚀性和抗污性。⑤焊料化学性能稳定。⑥焊料无毒性。

2. 焊料的分类

焊料按其成分不同可分为金焊、银焊、铜焊、锌焊、锡焊等（图 7 - 18）。

（三）焊媒

焊媒亦称熔剂，是焊料焊接的媒介（图 7 - 19）。其作用是清除焊件、焊料表面的氧化物；保护焊接过程中不被氧化；增进液态焊料在焊件表面的湿润性。焊媒应有良好的流动性，易于溶解和清除焊件和焊料表面的氧化物，焊媒的生成物应尽可能少，并易去除残渣。

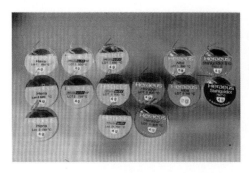

图 7-18　品种繁多的低熔点贵金属焊料

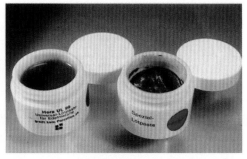

图 7-19　用在贵金属、非贵金属合金的焊媒

二、焊料焊接的应用

（一）修补邻接区

在邻接部位增加焊料以修补因各种原因造成的外形缺损。单个修复体不用包埋可直接焊接修补。固定义齿在焊接修补邻面接触前必须包埋固定。

精修需焊接的邻面部位，用铅笔标出需焊接的邻面面积，被焊接部位必须大于接触面，它应延伸到整个邻面，从颈部至边缘嵴。

稍微加热铸件，在铅笔轮廓内需要焊接的接触面上滴一滴焊媒。将一块 $2 \times 4mm$ 的焊料（依铸件尺寸而定）浸入到焊媒里，然后将焊料放到需焊接的邻面上，用焊接钳将铸件放到蓝光火焰上。铸件发红光时，焊料就会熔化并将其熔合到铸件的邻面上。

把铸件移开火焰，使铸件冷却，当金属失去红光后再在水中骤冷，利用 50 目氧化铝喷砂。将其修整到适当的外形，试戴后对接触部位做最后的调整。

（二）修补缺损

修补点隙时，用铅笔标出其周围部位的轮廓，用弯曲过的一个尖的焊接钳夹住冠，钳柄应缠绕湿纸，稍微加热铸件，将一小滴焊媒放在点隙处，将一块合适焊料粘到点隙部位。把铸件放置在煤气灯火焰上使焊料熔化，从火焰上取出后冷却。用 50 目氧化铝喷砂，冲洗，对新焊接部位进行打磨、抛光。

思　考　题

1. 激光焊接的优点有哪些？
2. 简述激光焊接机的构造。
3. 激光焊接时调整哪三个重要参数？

第八章　瓷饰面技术

 知识要点

　　本章介绍了瓷饰面技术的工艺流程，包括瓷饰面技术前的准备工作，基底冠表面的处理方法及目的以及各种类型的饰面技术。重点掌握瓷—基底结合原理，瓷层构筑的方法及目的。熟悉所需要的材料及工具的使用方法，上釉及染色的步骤以及对瓷饰面修复过程中容易出现的问题进行分析。

　　瓷饰面技术是指在基底冠上采用各种瓷粉或树脂瓷经过堆筑，烧结制作成全瓷或金属烤瓷修复体等的一种工艺技术。瓷饰面技术是固定义齿工艺流程的第六个环节。使用该技术完成的瓷饰面修复体既能体现烤瓷材料的美学性能，又能体现基底冠材料的机械性能，从而兼顾美学效果和功能性。

第一节　瓷饰面制作前的准备

一、堆瓷工作环境

　　堆瓷的工作环境必须干净卫生，避免瓷粉在操作过程中混入异物，影响烤瓷材料的强度和美观。为清洁环境：

　　1. 堆瓷区域应为独立区域，与模型制作与修整、代型预备、金属打磨与切削等易产生尘粒和碎屑的区域完全分开。

　　2. 在堆瓷室安装空调和加湿器等，使室内温度和湿度保持稳定，避免因温度过高或过于干燥使调好的瓷粉过快变稠、变干。

二、模型准备

　　首先要对模型进行清洁处理，仔细去除模型上的金属残屑和污物，以免堆瓷时污染瓷料。

　　最后进行模型封闭处理（图 8-1），干燥的石膏模型会吸收瓷层中的水分，使瓷层过干，这将使瓷层出现裂纹，也不易和以后堆筑的瓷粉相结合，不利于塑形。在干燥的瓷层表面有空气间隙，它会阻止水分进入，这样，烧结时就极易形成气泡，在气泡存在的区域，瓷层色泽混浊，发暗、透明度降低，为此，在堆瓷之前，应用石膏封闭剂、分离剂把瓷粉与模型接触的区域封闭起来。封闭范围应包括缺牙区牙槽嵴、邻牙及对颌牙。

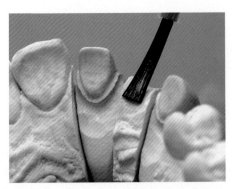

图 8 - 1　用封闭剂对石膏模型表面进行封闭

三、按瓷饰面技术要求检查基底冠

1. 基底冠边缘应与模型密合，而且就位应无阻力及翘动。在基底冠表面不能存在棱角或倒凹，应呈现平滑且向外凸出的外形线。由于陶瓷易于从凹面收缩，所以深的凹窝或凹角必须事先消除。

2. 基底冠应提供足够强度以承受咀嚼应力，同时须为饰面瓷留足空间，单冠的金属基底可做到最薄，贵金属可为 0.3mm，非贵金属可控制在 0.25mm 左右，瓷基底冠为 0.5mm 以上。预留瓷层空间应在 1~2mm 之间，小于 1mm，各瓷层厚度不足，想制作自然美观、逼真的修复体是很困难的，超过 2mm，则修复体强度不能保证。

3. 基底冠外形应有利于获得均匀的饰层厚度，牙体上缺损、龋洞、咬合间隙过大区域，应用金属恢复正常外形，以保证瓷层厚度的均匀（图 8 - 2）。

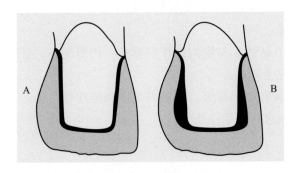

图 8 - 2　基底冠外形设计

A. 错误设计：基底冠过薄，瓷层堆得太厚，在颊、舌尖及切缘制作中尤为关键

B. 正确设计：瓷层厚度均匀一致，基底冠的厚度应因区域不同而厚薄不等

4. 瓷 - 基底交界线应圆滑、流畅，避开咬合接触区避免承受荷载时，瓷 - 基底结合界面产生应力，致使瓷层崩裂损伤（图 8 - 3）。

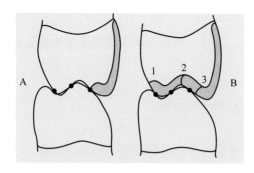

图 8 – 3　瓷 – 基底交界区设计
A. 正确的瓷 – 基底交界区设计　B. 错误的瓷 – 基底交界区设计

5. 前后牙桥基底要求：连接体应有最大殆龈高度，但不得伤害龈组织，亦不可向咬合区延伸过度，如能在保证连接体强度（前牙桥连接体断面面积不小于 $4mm^2$，后牙桥连接体断面面积不小于 $8mm^2$）前提下，使连接体只延伸到邻接区，可望获得较佳的美学效果。

第二节　瓷饰面制作工具、材料及设备

一、制作工具

（一）堆瓷工具（图 8 – 4）

1. 毛笔

毛笔为堆塑瓷粉用，用貂毛制作的毛笔性能最佳，也有用人造毛制作的毛笔，根据不同的操作要求，可使用不同型号大小的专用毛笔，一般来说，小号用于染色，中号用于细微处的操作，较大号用于瓷的堆筑，大号毛刷用于平滑瓷层的表面。

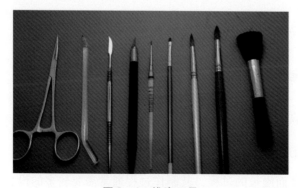

图 8 – 4　堆瓷工具

2. 雕刻刀

刀状的一端可用于堆塑和填压瓷外形，另一端呈小勺状可用于细微操作。而柄身的锯齿状沟纹部分主要用于震动填压吸水操作。

3. 回切刀

刀片薄而具有一定韧性，刀的一侧为刃状主要用于牙本质瓷的回切，另一侧为锯齿状，用于测量瓷层厚度。

4. 调拌刀

调拌刀主要用于取出瓷粉并进行调拌。

5. 夹持钳或镊子

夹持钳或镊子用于夹住牙冠或牙桥进行堆筑、震动等操作。

（二）其他器具

1. 比色板（图 8 – 5）

比色板用于烧结后颜色的检查及调整，一般由瓷粉厂家提供与之配套协调。我们一般常用的有 VITA16 色比色板，VITA3D 比色板，松风 halo 比色板及义获嘉比色板等。

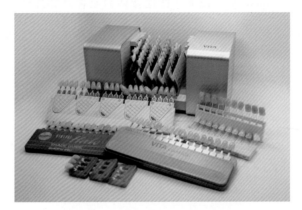

图 8 – 5　常见的各种类型的比色板

2. 调瓷板

调瓷板用于调拌瓷粉，通常使用玻璃板或专用的调瓷板。

3. 面巾纸

面巾纸用来填压操作中用来吸收排出的水分。

4. 水杯

水杯用来清洁毛笔及刷子等。

5. 吸水毛巾

吸水毛巾用来吸收清洁过的毛笔中的水分，并可保持毛笔的湿润。

二、瓷饰面专用设备

瓷饰面制作有繁琐而漫长的过程，其制作过程通常需要较多的设备，但其中烤瓷炉和光聚合机是我们制作时重要而特有的设备，因此我们需要重点了解。

（一）烤瓷炉

真空烤瓷炉是我们制作过程烧结陶瓷材料重要的专用设备之一。近年来，市场上的

烤瓷炉数量种类急剧增加，它们的结构也很复杂有
关烤瓷炉的种类、工作原理请参阅设备学相关章节，
一般烤瓷炉已经设置了自动操作的程序使操作更为
简便（图8-6）。

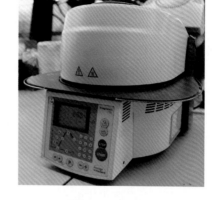

图8-6　烤瓷炉

1. 烤瓷炉的结构

（1）炉膛　有垂直型和水平型两类，它是陶瓷
烧结的场所，炉膛又分为膛体和炉台两部分，其间
以密封圈密封。

（2）产热装置　多用铂丝作产热体。

（3）电脑调控装置　用于控制炉膛内的恒定温
度及升温速度。其中包括显示窗及按键区等，显示
窗会显示运行的程序，温度，时间及真空状态和故障的位置。而按键区主要用于程序的
设定及升降炉膛、启动、中断、更改程序等操作。

（4）真空装置　用于充分排除炉膛内的空气，保持炉膛内部真空度。

2. 烤瓷炉的操作

烤瓷炉的操作主要包括程序内容的更改及运行。

（1）程序的更改步骤一般为先调出所要更改的程序，再选择要更改的内容，最后
利用数据键进行更改。

（2）程序运行的步骤为：先根据烤瓷的需要调出适当的程序，使用手控键将炉台
降到底位以便放置需要烧结的修复体，利用启动键使烤瓷炉开始工作，工作完成后利用
受控台将炉台升至封闭状态，最后关闭电源。

3. 维护及保养

现代烤瓷炉产品出厂前均已经过校准，但我们在使用中要定期进行清洁和维护。

（1）保持烤瓷炉的清洁。定期清洁炉盖和密封圈表面、隔热材料、耐火盘、键盘
区等，并定期使用专用药用炭进行炉膛清洁。清洁工作必须等烤瓷炉冷却后方可进行，
以免烫伤。注意清洁时不可使用压缩空气，亦不得使用任何清洁剂。

（2）烤瓷炉的机械系统如出现运转不灵或噪音大，可加少许润滑油。

（3）定期用银棒测试材料进行炉内温度校正，以
保证炉内温度与显示温度一致。

（4）烤瓷炉无论发生任何异常现象，均应及时切
断电源，请专业维修人员进行维修处理。

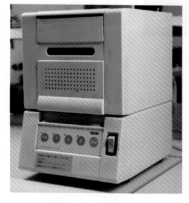

图8-7　光聚合机

（二）光聚合机

光聚合机（图8-7）主要用来对树脂瓷材料进行
光固化聚合的设备，堆筑好的树脂聚合瓷材料通过特
定波长的光照射产生聚合反应而固化。具体工作原理
及结构可参阅设备学相关章节。需要注意的是操作过

程中的注意事项：

1. 注意定期检查清洁冷却风扇，以利于很好的散热和减少风扇的污染物对环境及修复体的污染。

2. 关闭电源应等待约3分钟使之冷却后进行。

3. 在设备工作过程中，避免直视正在工作中的发光源，以免强光对眼睛造成伤害。

三、瓷饰面材料

目前生产商提供的饰面瓷材料都与特定的基底冠材料相匹配（指的是热膨胀系数的匹配）对应于各种不同材料的饰面瓷材料绝不可以混用。即使是产品标明是同一种基底材料，不同生产商提供的产品亦不可以混用。通常根据饰面瓷材料的类型不同分为：烧结陶瓷材料和树脂聚合瓷材料。

（一）烧结陶瓷材料

烧结陶瓷材料是需要通过高温烧结而获得的无机非金属材料，而用于制作修复体的口腔烧结陶瓷材料，通常称为烤瓷材料。国内市场上常用的烤瓷材料品牌众多，但从主要成分到使用方法及最终效果都基本相同。金属基底冠及全瓷基底冠均使用烤瓷材料，厂家根据膨胀系数及烧结温度不同生产出各种成品的基底冠材料专用瓷粉。根据临床上选定的颜色，用几种不同种类的瓷粉相互搭配来表达最终而期望的颜色效果。

1. 遮色瓷

遮色瓷主要作用是遮盖金属底色同时获得良好的瓷金结合，并提供义齿不透明的底层颜色（图8-8）。

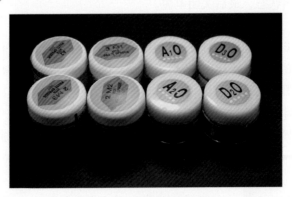

图8-8　各种颜色的遮色瓷

遮色瓷是在瓷粉颗粒中添加小而不溶的氧化物微粒形成的，当烧结至金属基底上时，这些氧化物反射光线而阻断金属的阴影，从而有效地遮盖金属色。

2. 体瓷

体瓷又称牙本质瓷（图8-9）。是烧结在遮色瓷上，为修复体提供半透明性和匹配颜色的瓷粉，其颜色来源于添加的金属氧化物。一般体瓷均有与其对应的遮色瓷，不同厂家提供的相同色号的瓷粉，颜色也可能有较大差异，技师所用瓷粉应与医师使用的比色板相匹配。

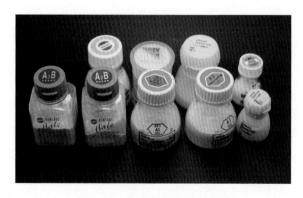

图 8 – 9　各种类型的牙本质瓷

3. 切端瓷和透明瓷

切端瓷和透明瓷色料含量较少，透明度较高，所以修复体的颜色主要受其下方体瓷颜色的影响。

4. 其他

生产商通常还提供其他有修饰效果的瓷粉，如色彩修饰瓷粉、肩台瓷粉、具有乳光和荧光效果的瓷粉、恢复牙龈的瓷粉和修改缺陷的修改瓷，还有系列配套的稀料等等。

（二）树脂聚合瓷材料

树脂聚合瓷是齿科材料中一种独特的类型，它与普通树脂和陶瓷都有显著区别（图 8 – 10）。它含有73%的瓷微粒填料和少量的无机纳米填料，其次含有树脂基质，及少量的稀释剂，引发剂，阻聚剂，颜料等成分。它结合了瓷和树脂的特性，兼有瓷和树脂的成分，美观上类似瓷，操作上类似树脂。它的分类与烤瓷材料相似。

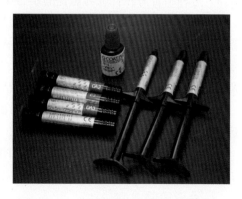

图 8 – 10　厂家提供的树脂聚合瓷套装

第三节　基底冠的表面处理

一、基底冠的分类

在进行饰面瓷制作时，必须提前选择基底冠材料的种类，结合目前常用以及材料的成分们通常可分为以下几类：

1. 非贵金属基底冠

非贵金属基底冠主要有三种材料：钴铬钼合金，镍铬合金，钛及钛合金。

2. 贵金属基底冠

贵金属基底冠常见的有金银铂合金、金钯银合金、钯铜镓合金、银钯合金四种。

3. 瓷基底冠

瓷基底冠常见的有以 IPS Empress 为代表的热压铸入型玻璃陶瓷、氧化铝基陶瓷、氧化锆基陶瓷等。

二、瓷－基底的结合原理

对于瓷－基底的结合一直是瓷饰面技术中的难点，很多修复的失败都是由于基底－瓷结合的缺陷造成的。下面将根据基底材料的类型进行瓷－基底结合的原理进行阐述。

（一）金属－瓷的结合

1. 合金与瓷的结合力

根据结合力大小排序为：化学结合力、机械结合力、压缩结合力、范德华力。

（1）化学结合力 是金属基底通过表面预氧化形成的氧化物与瓷饰面材料上的氧化物发生化学反应，在界面形成一种新的物质，能产生很强的结合力。基底表面的氧化层存在是化学结合的必要条件。基底冠通过预氧化处理后金属中的一些被氧化的微量元素扩散到金属表面形成氧化膜，在烧结过程中与烤瓷材料中的一些氧化物产生原子间的结合。这种结合力在合金与烤瓷的结合中起着重要的作用。

（2）机械结合力 金属表面经过处理后会产生一个粗糙面，这既增加了瓷粉对烤瓷合金的湿润性，又增大了接触面积，从而就大大提高了金瓷间的机械嵌合力。结合力的大小有赖于粗化的方法和粗糙的程度，过于粗糙的表面难以完全覆盖或湿润，还可能留有杂质和空气，从而妨碍金瓷之间的结合。

（3）压缩结合力 是指合金与瓷粉的热膨胀系数相匹配，合金的热膨胀系数稍大于瓷粉，当烤瓷烧结后温度降至室温时，在合金表面对瓷层形成的压应力。

（4）范德华力 是指金属与瓷之间熔融结合后，分子间相互吸引而产生的力，此力弱小，对整体金瓷结合强度不会产生太大作用，但对启动化学结合有重要意义。

2. 金瓷匹配

（1）金属与瓷的热膨胀系数 通常要求瓷的热膨胀系数略小于金属的热膨胀系数，如此金瓷才能结合良好。如金瓷热膨胀系数不匹配，瓷层就容易发生剥脱和断裂。

（2）金瓷的熔点 瓷的熔点要低于金属的熔点，否则，烤瓷时金属基底就容易发生变形。

（3）金瓷结合面的湿润性 金瓷结合面的良好湿润性，是保证金瓷结合良好的重要因素之一，堆瓷前金属冠的喷砂处理，目的正是为提高其可湿润性。

（二）瓷－瓷结合

在瓷基底－饰面瓷的结合中，由于瓷基底材料为脆性材料，因此瓷基底于饰面瓷的温度匹配非常重要，通常要求饰面瓷的热胀系数略低于瓷基底的热膨胀系数，以利于在烤瓷基质内产生合适的压应力以抵抗裂纹传播。

此外，影响结合的因素还有饰面瓷对瓷基底表面的湿润性、饰面瓷烧结收缩等。

（三）金属 – 树脂瓷结合

金属基底和树脂瓷饰面的结合通常依靠机械力结合和化学粘接结合两种方式。其中机械结合主要靠机械式倒凹固位，通常在基底冠表面增加固位珠来加强结合力，而化学粘接结合是在基底表面涂粘接剂，利用适当的溶剂使表面活化，使其与遮色层实现化学结合。

三、表面喷砂与清洗

（一）喷砂目的

消除表面附着物及氧化物，获得所需要的表面粗糙度，粗糙的表面有助于增加机械固位力及瓷与基底冠间的湿润作用，从而增强瓷与基底冠的结合力。

（二）喷砂方法

使用纯度及硬度较高的 50 ~ 100μm 氧化铝（Al_2O_3）对基底冠表面进行喷砂，喷砂时基底冠应边转动边喷砂，使每个表面均匀粗化，以喷嘴距基底冠表面 1cm 左右高度和 45°的倾角最为理想（图 8 – 11）。喷砂的压力通常为 2 ~ 4bar，贵金属及铸瓷基底冠压力不宜过高，大约为 2bar。喷砂处理时，喷射压力不宜过高，否则砂粒有可能嵌入基底冠表面，导致瓷粉中出现气泡和崩裂，因为瓷粉往往不能很好地浸润砂粒。氧化铝不能重复使用，以免造成基底表面的污染。

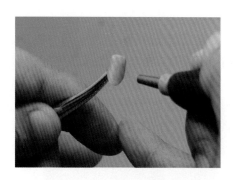

图 8 – 11　对基底冠表面进行喷砂

（三）清洗

清洗是采用蒸汽清洗机及超声波去除基底冠表面的各种微粒、打磨碎屑、油污等污物（图 8 – 12）。清洗后的基底冠，绝不允许再用手触摸，只能用干净的镊子或钳子夹取，因为这将影响瓷的润湿程度，这对获得良好的瓷—基底结合非常的关键。

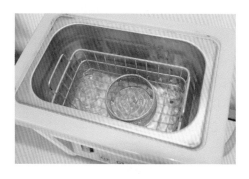

图 8 – 12　用超声波清洗机净化已加工好的工件

四、除气预氧化

除气预氧化是金属基底冠进行烤瓷饰面前表面处理的重要步骤。除气预氧化是指将金属加热至略低于金属的熔点，已达到释放铸造形变的应力和吸入气体的目的，同时在金属表面形成氧化膜，以利于金瓷间的化学结合。全瓷基底冠及树脂瓷饰面制作则不需要该步骤。

（一）除气

指用加热方法去除金属表面的有机残屑及金属内吸入的气体。熔化的合金在铸造过程中，晶体间会吸入少量气体，而在其后的烤瓷过程中，高温（960℃左右）条件可使气体体积增大50倍，气体从金属基壳中逸出进入瓷层，形成气泡，这将降低瓷层在金属上的粘附力，从而造成瓷饰面的裂纹。

（二）预氧化

金属表面的氧化层是金属与瓷层形成化学结合的关键，适当的厚度有利于瓷金界面粘结。一般来说 $0.2 \sim 2\mu m$ 厚的氧化层，可以达到最大的结合强度。加热温度过高或加热时间过长，都会使形成的氧化层太厚，过厚的氧化层边界区内会出现附加应力，当修复体随机械负荷或热负荷时，或是氧化层本身断裂，或是氧化层脱开金属表面，都会造成瓷层崩裂剥脱。

预氧化加热也是烤瓷前对金属基底的最后一次检查，金属基底上的污染物或孔洞，会使氧化层呈现特殊颜色。如果在均匀的金属氧化物颜色表面出现色斑，就应对金属基底重新进行喷砂、清洗和预氧化，以防止烤制时瓷层内出现气泡。

预氧化结束后，用干净的镊子或钳子夹持金属基底将金属基底置于空气中缓慢冷却，环境必须洁净，以防污染。（图 8 – 13）。

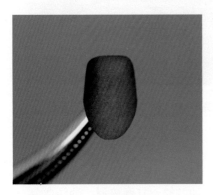

图 8 – 13　金属冠彻底净化后，先进行一次除气预氧化处理

第四节　堆瓷的基本方法

堆瓷技术的操作主要是在包括贵金属、非贵金属、全瓷等基底冠上的瓷饰面的堆塑，外形修整等步骤，我们不仅要准确掌握不同瓷层的分布、厚度、位置及形状，还应该对每个牙齿的解剖形态做到心中有数。

一、堆瓷方法

一般是在洁净的调瓷板上用调拌刀将专用液体调混瓷粉，要将瓷粉调混成奶油状，以能被毛笔少量挑起为佳。不可调和过度，以免空气混入形成气泡。常见的堆瓷方法包括：

（一）笔积法

笔积法用毛笔将调好的瓷粉一点一点涂塑在基底冠上，形成所需形态的方法。此法较易掌握，适用于遮色瓷、牙体瓷、切端瓷及透明瓷的堆筑，为目前最为常用的堆瓷方法（图 8 - 14）。此法有以下特点：

1. 毛笔含有适量水分，堆筑时可保持瓷粉的湿润，有利于塑形。

2. 毛笔灵活，力度容易控制，在瓷层颜色的微妙变化处理上，笔积法有不可替代的优势。

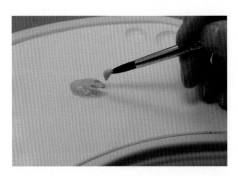

图 8 - 14　用毛笔堆瓷，从瓷粉混合物的边缘挑起适量的瓷粉来堆瓷

（二）调刀法

调刀法是用调刀将多量瓷涂塑以构建形态的方法（图 8 - 15）。该法有以下特点：

1. 堆筑瓷量大，效率高，操作速度快，埋入气泡的概率较小。

2. 调刀操作，不易有水分过多现象，不必反复吸水。

3. 调刀可压可切，牙冠塑形快捷。

4. 由于堆筑效率高，主要适宜于牙本质瓷及树脂聚合瓷的堆筑。

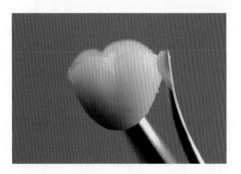

图 8 - 15　用调刀法进行树脂聚合瓷的堆筑

二、致密方法

在形成牙体形态的操作中，可分为瓷层的堆筑和致密化两步。致密化是指用压力、

振动、吸水等方法使瓷层中多余的水分析出并排出混入瓷料中的空气。致密化是提高烤瓷透明度、减少烧结时瓷的收缩，增加陶瓷强度的一项有效措施。

1. 笔积致密法

用毛笔堆瓷时，用笔的压力使瓷粉致密，挤出的水分用面巾纸吸干。

2. 调刀致密法

堆塑瓷粉时，调刀的压力能使瓷粉压缩并塑光瓷层表面，多余水分亦可用面巾纸吸除。

3. 振动致密法

用小木槌敲击模型、用雕刻刀柄的刻纹振动夹持冠桥的持冠钳，均可使瓷粉颗粒移动、沉积，从而致密瓷粉。超声波振荡器振动效果好，但因容易造成不同瓷层间的混合（混瓷），已塑好的牙体形态发生改变，故多已不用。

4. 吸水技巧

（1）吸水时，动作不可猛，吸水不可过度，以防瓷层过干而裂。

（2）不能反复地加水、吸水、这样做不仅延长操作时间，而且会降低烤瓷的透明度。

（3）吸水时，手指按压吸水纸要轻柔、小心，防止已塑成的牙体变形、瓷层混杂（图8－16）。

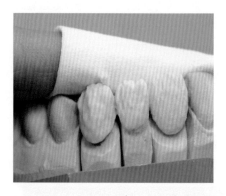

图8－16　一般从舌侧进行吸水操作，以避免影响唇侧的瓷层结构

第五节　金属烤瓷的堆瓷技术

金属烤瓷饰面冠因为同时具有金属的机械性能及天然牙的美观特点，同时价格相对低廉，所以是目前最常见的固定修复体。其堆瓷的过程是一个复杂的操作过程，本节按照一般的操作原则和步骤介绍其各个瓷层的堆筑、烧结及烧结后的外形修整。

一、遮色瓷的涂布

遮色瓷又称为不透明瓷，是涂布于金属基底上的第一层瓷粉。遮色瓷的颜色对牙齿的最终效果至关重要，遮色瓷烧结后的基本色调应和修复体最终色调一致，完美的色彩漫反射，加上其上涂布的透明、半透明瓷，共同创造出一个有深度感的修复体。

眼下，一些瓷料生产商还提供一种清洗遮色瓷（WO），将这种瓷作为第一层涂布、烧结在预氧化后的金属基底上，其作用是：形成粘结用氧化物，与金属表面形成粘结，提高修复体颜色饱和度。

（一）清洗遮色瓷的涂布

选用毛稍硬的毛笔，挑起少量调和的瓷粉，稍用力涂布，使之形成极薄的一层（看上去似有似无）（图 8 - 17）。

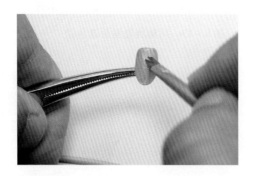

图 8 - 17　清洗遮色瓷的涂布

（二）清洗遮色瓷的烧结

涂布结束后，应烧结一次，温度及其他烤制条件参照厂商提供的说明执行（图 8 - 18）。

义齿桥在烤瓷时，容易因高温和自垂而变形，所以必须对基底冠进行合理的支持和固定，比如一个三单位的桥体，在安装到烤瓷耐火盘的钉销上时，每个钉销都必须准确位于相应冠的中心，长桥则应设置尽可能多的支销，钉销在冠内不能受到应力，也不能处于倾斜状态。

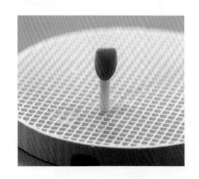

图 8 - 18　放入烤瓷盘准备进行烧结

（三）遮色瓷的构筑

目前市场上分粉剂和糊剂两种。遮色瓷涂布、烧结后必须能完全盖住金属，同时为进一步的颜色调配提供正确的基底色，通常采用二层烧结法，二次烧结法是指遮色瓷第一次涂的很薄，并在规定温度高 20℃ 左右烧结，第二次根据情况进行涂布并烧结以达到最佳的厚度、遮色效果。

先把瓷粉用相应稀释液调和成奶油状（图 8 - 19），然后用毛笔挑起奶油状瓷粉涂布在金属基底冠上（图 8 - 20、8 - 21）。由于金属表面是粗糙的，涂布瓷料时应稍加振动以保证最微细的坑凹也能被遮色瓷所充满，从而使陶瓷与金属形成良好的机械结合。

瓷粉不能太干，只有在湿的瓷料中陶瓷颗粒才能达到最大密集。瓷粉颗粒间靠的越紧，烤瓷时的收缩量就越小，获得的色调就越逼真，烤瓷的稳定性也会相应提高。

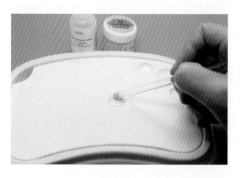

图 8-19　用稀释液混合遮色瓷

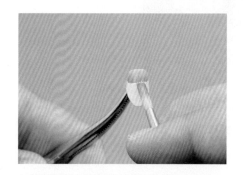

图 8-20　将遮色瓷涂布金属基底表面

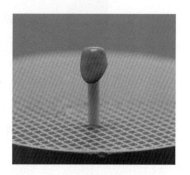

图 8-21　涂布遮色瓷的第二层，要求完全盖住金属

（四）遮色瓷的烧结

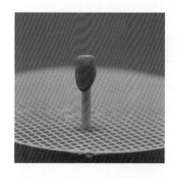

图 8-22　放入烤瓷炉准备烧结

涂布好遮色瓷的工件应安装在烤瓷的钉销上，正如前面所说，工件必须给予合理的支持和固定，以防因自垂和高温而变形。

对没有设置自动降温的烤瓷炉，瓷料在烧结前应在烤瓷炉开口状态下烘干，烘烤至瓷料表面有蒸汽腾起，颜色变浅，即可把烤瓷架放至炉中心处，依据材料说明进行编程，烤瓷炉按程序自动完成烧结过程。现今多数烤瓷炉都有自动降温功能，无须先行烘干，可直接在炉内程序自动完成从烘干到烧结全过程（图 8-22）。

（五）注意事项

1. 遮色瓷的稠稀度要合适，遮色瓷瓷泥过稀会导致流动性过大，易造成堆积于凹陷的部位，且烧结后易形成裂纹，气泡。瓷泥过稠会导致操作不便而造成厚度不均匀。

2. 瓷层涂布厚度要均匀，凸起部分易涂薄要加厚，边缘附近、桥的连接部等处凹下部分易过厚，应涂薄。

3. 遮色瓷厚度糊剂型应控制在 0.15mm 左右，粉剂型为 0.2 ~ 0.3mm，再次强调，必须将金属色完全遮住并呈现均匀一致的底色。

4. 检查金属冠内面是否有瓷粉流入，金瓷交界处金属面上是否有瓷粉，如有，应仔细去除。在遮色瓷烧结完后，最好用显微镜检查是否有瓷颗粒至冠的内部，如有应作必要修整并在模型上进行就位检查（图 8 – 23）。

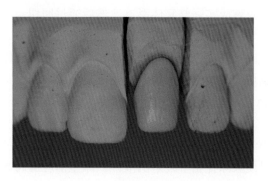

图 8 – 23　在模型上检查烧结完的遮色瓷的就位情况

二、牙颈部瓷的堆筑

对整个牙体而言，牙颈部是颜色饱和度最大的区域。一般厂商提供的系列瓷粉中，都有与比色结果一一对应的颈部瓷粉可供选择。

堆筑颈瓷，首先用毛笔将基底冠湿润，然后用毛笔挑起调好的瓷粉，左手持钳，夹住底冠，切端向上，由牙体中1/3边界向龈1/3涂布（也有人习惯从颈1/3向切缘方向涂布）使颈缘和邻接面稍厚，呈泪滴状，向切端方向逐渐减少，一般不越过牙体中部，注意不要在牙体中部形成颈瓷边界线（图 8 – 24）。应注意牙颈部不可堆筑过厚或过薄，以避免出现颜色的差异（图 8 – 25）。

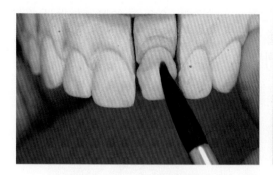

图 8 – 24　颈部瓷的堆瓷

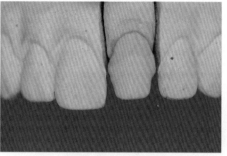

图 8 – 25　堆筑完成的颈部瓷

对桥体部分，可在桥体牙颈部位置先涂一些瓷粉形成基础。然后把桥面戴到模型上，轻压瓷料或轻轻敲击模型，使涂的瓷流至牙槽嵴上，然后再补充瓷粉并使之密实、光滑，形态符合要求。

三、牙本质瓷的堆筑与回切

（一）牙本质瓷的堆筑

牙本质瓷又称体瓷，是构建牙体形态、形成仿真色调的最主要的瓷层，该层的堆筑，是整个堆瓷操作的主体部分。为了使瓷有清晰的层次结构，体瓷的堆筑分为堆塑和回切两大步骤，即先用体瓷堆成实际修复体形态，然后通过回切，为切端瓷、透明瓷留出空间，同时形成发育叶等结构，以下介绍体瓷的堆筑方法：

按照涂塑牙的多少取适量瓷粉，将专用液滴在瓷粉旁边以便液体渗入瓷粉，同时减少气泡卷入。调拌瓷粉成均匀奶油状，稀稠以达到既能方便堆塑又不会塌下为准，过稀不易成形，反复吸水还会影响工作效率和瓷层颜色；过稠则易产生瓷层裂痕或气泡陷入。

毛笔在涂瓷时笔尖必须呈稳定的尖形，而且要保留一定水分，在涂塑牙齿唇颊侧时，吸水纸放在腭舌侧以便吸除瓷粉中多余的液体。涂塑前应湿润基底冠表面，以便产生良好的结合并免于形成气泡。用毛笔挑起适量瓷泥涂布于所需的部位，再用笔尖稍稍抹压，起致密作用。轻轻敲击模型底座，使已涂瓷层变得致密，表面如有水分析出，可用吸水纸吸去，用食指支持已堆好的牙以防瓷层变形。

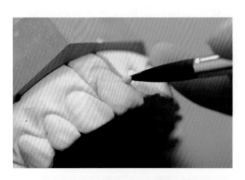

图 8 - 26 把牙本质瓷堆筑到烧结完成的遮色瓷层上

唇面体瓷堆完之后，从腭侧再行涂布。同样，从唇侧用食指按住吸水纸，起支持作用并吸走多余的水分。注意在涂塑过程中应保持瓷层的湿润，以保证瓷层间的良好结合，在此阶段不作雕刻和刮削，形态只用毛笔来修整（图 8 - 26 ~ 8 - 30）。牙本质瓷的堆筑要形成最终的外形必须与最终完成的牙冠外形，大小一致。牙本质瓷约有 30% 的透光率，实践证明，0.7mm 的厚度是保证义齿色调正确的关键之一。过薄的体瓷会使底色外泛过多，从而形成色调偏差。

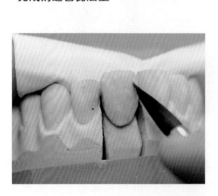

图 8 - 27 舌侧放好吸水纸巾进行吸水操作

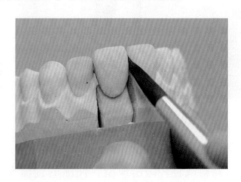

图 8 - 28 进行牙本质瓷堆筑并形成所需的形态

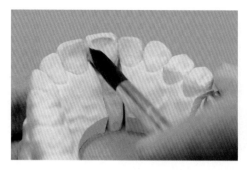

图 8 - 29　切缘腭侧的堆筑

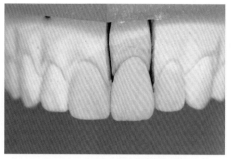

图 8 - 30　牙本质瓷堆筑完成

　　如瓷层空间不足，无法满足体瓷 0.7mm 厚度要求，可酌情选用遮色体瓷（OD），该瓷粉色调与同比色系列的体瓷相同而透光率稍低，可克服由于瓷层过薄造成底色外泛问题。

（二）牙本质瓷的回切

　　牙本质瓷的回切是指在牙本质瓷上切去切端瓷及透明瓷所需要的厚度及位置，以使各层的结构和包绕效果得以按照所需的形态堆筑而成。

　　牙本质瓷回切的目的有：

　　1. 为其表面的切端瓷、透明瓷留出空间。

　　2. 制作出类似天然牙的包绕、发育结构。

　　3. 形成准确的瓷层结构。

　　牙本质瓷的回切通常分三个步骤进行：

　　（1）唇面的回切　通常牙齿的唇面，从切端到颈部有一定的弧度，因此不能一次性从切端到颈部进行回切，应分别在切 1/3 和中 1/3 进行两次回切，需要注意回切前在需要回切部位进行标记以保证回切量的适当（图 8 - 31 ~ 8 - 34）。

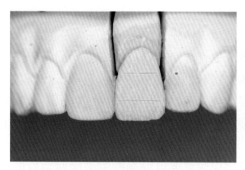

图 8 - 31　唇面回切前进行标记

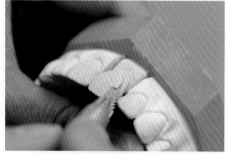

图 8 - 32　按做好的标记进行回切，分两次进行

　　（2）邻面回切　为了表现出切端瓷和透明瓷的包绕效果，邻面同样需要回切。两

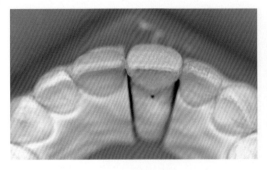

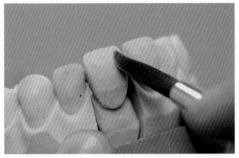

图 8 - 33　唇面回切完成后切面观　　　　图 8 - 34　对回切完成的唇面进行修整

个邻接面均匀回切约 1mm，越向牙颈部越薄窄，以期透明瓷堆筑后形成类似于牙釉质对牙本质的包绕效果（图 8 - 35、8 - 36）。

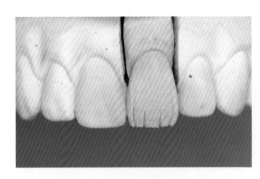

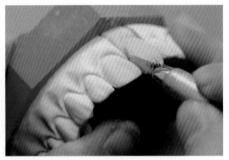

图 8 - 35　邻面回切前进行标记，　　　　图 8 - 36　邻面的回切
应同时标记出发育沟的位置

多个连冠烤瓷时，如忽略了邻面包绕，则会影响修复体邻面的半透明效果，因此，无论是单冠还是连冠，邻面都必须充分回切。

（3）形成指状结构　在与天然牙发育沟相应的牙本质层上存在指状突起结构，因此在切端常表现出自然的波浪状透明区域。所以需要在牙本质瓷相应的部位形成"v"字沟，以模拟天然牙发育叶的特点（图 8 - 37）。

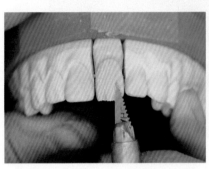

图 8 - 37　在标记的发育沟位置回切
形成"V"形沟

天然牙发育沟的位置形状不尽相同，因此形成牙本质瓷指状的位置形态也有差异，我们在回切前需要做好标记，从切端到中 1/3 处用回切刀，在牙本质瓷上形成"V"字形沟，再用湿润的毛笔移行，做出表面细微形态。

回切完应注意要以湿润的笔平涂回切后的各部，以作出流畅的曲线。回切后检查余留的体瓷至少应有 0.7mm 的厚度，而且已堆好的体瓷长度绝不可以被缩短（图 8 - 38、8 - 39）。

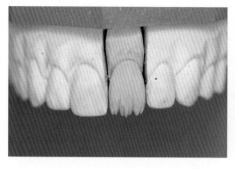

图 8 – 38 对形成的指状沟进行修整，使其自然协调

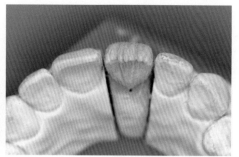

图 8 – 39 指状沟完成后切面观

四、切端瓷与透明瓷的堆筑

为了模仿天然牙的半透明特征，因此需要在牙本质瓷外面堆筑切端瓷和透明瓷。

（一）切端瓷的堆筑

在牙的切1/3区域，用笔涂布切端瓷，从切端向颈部方向逐渐变薄，不得超过中1/3区域。切缘可长出体瓷 0.5 ~ 1.0mm，不必平齐。用切端瓷堆筑的牙冠与最后完成的牙冠大小一致或稍小。注意不要使体瓷移动，也不得改变已构筑的形态（图 8 – 40、8 – 41）。

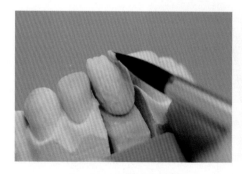

图 8 – 40 切端瓷的堆筑

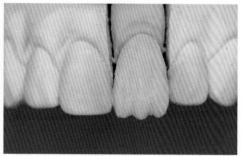

图 8 – 41 完成后的切端瓷

（二）透明瓷的堆筑

根据医师要求或参考患者年龄，选用不同透明度的透明瓷。用笔将调好的透明瓷涂布于整个唇面及邻面，完整恢复牙体形态，且比标准外形超出10% ~ 15%，涂瓷放量的标准操作者可根据自身涂瓷的致密程度，及烤瓷收缩的经验积累适当掌握，注意放量不可过度，如唇面透明瓷层过厚，将降低义齿颜色的明度及饱和度造成色调偏差，另外超出标准量过多，烤瓷收缩不能与之抵消，则烤瓷后就必须打磨，而前期费尽心机的瓷层结构、调配的色调都将付诸东流（图 8 – 42、8 – 43）。

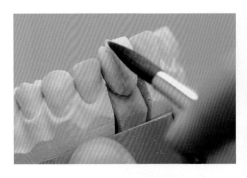

图 8 - 42 透明瓷的堆筑

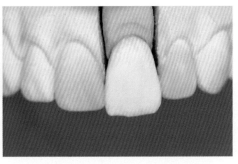

图 8 - 43 堆筑完成的透明瓷外形

实践证明，牙体形态的构筑一是依赖基底冠的外形准确，二是靠体瓷堆塑的完善调整，不可依赖透明瓷修整外形，过厚或薄厚悬殊的透明瓷对义齿色调的影响较大，而体瓷厚度增加色调影响较小。如果牙本质瓷及切端瓷，透明瓷堆筑合理，那么最终完成的烤瓷，就会留下厚度均匀的透明烤瓷层，可以得到自然和谐的色调。

（三）舌侧瓷的堆筑

首先回切切缘舌侧，使其可清晰分辨三种瓷层颜色（图 8 - 44），然后用透明瓷堆筑回切后的舌侧形态。

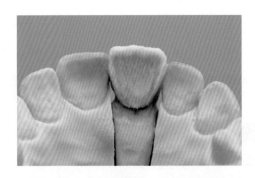

图 8 - 44 切缘舌侧的回切

堆瓷时先堆舌隆突，放量 10% ~ 15% 补偿瓷的烧结收缩。接下来堆筑近远中边缘嵴，最后加厚舌侧切端部，用以支撑切端瓷但要避免过量堆瓷（图 8 - 45、8 - 46）。

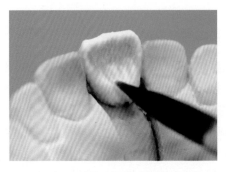

图 8 - 45 恢复出正确的舌隆突外形

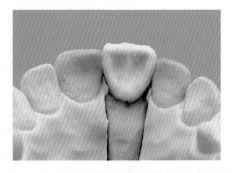

图 8 - 46 进一步对牙的舌侧面进行成形堆筑

（四）邻面瓷的堆筑

逐层恢复邻接区外形，注意该区域牙体瓷的色调可改变牙唇面的整体观感，色调深时牙齿近远中往往感觉缩小，唇外展隙加深，色调浅时则相反。值得一提的是着色剂中往往有硼砂等助溶剂，因此容易产生裂纹，必要时可作第二次烤瓷进行补救。

瓷粉堆筑完成后应再次对咬合关系进行检查，为抵消烤瓷收缩并给调𬌗磨改留出余地，咬合可比预期高出 0.5mm（图 8 - 47 ~ 8 - 50）。

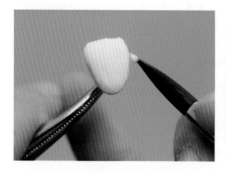

图 8 - 47 切牙近中接触区应当用透明瓷来补堆

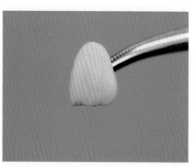

图 8 - 48 邻面堆筑完成的牙齿形态

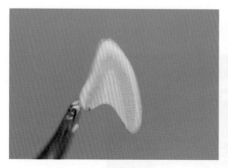

图 8 - 49 瓷层的矢状剖面显示正确的瓷层结构

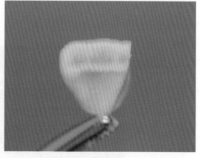

图 8 - 50 瓷层的水平剖面看到清晰的发育叶及良好的邻面包绕效果

五、烧结

把完成的修复体用钉销固定在烤瓷耐火盘上，放入烤瓷炉进行烧结（图 8 - 51）。本次烧结瓷层（牙本质瓷、切端瓷和透明瓷）都比较厚，应根据材料厂家提供的真空度、升温速度、终端温度及保持时间来操作，并及时根据情况进行调整。不同瓷粉，不同烤瓷炉和不同操作者的烤瓷程序设定不尽相同。

第一次烤瓷后（图 8 - 52），瓷面必须光滑，无裂纹和突起。邻面处可能有收缩裂纹，因为该处有深的分隔切缝，裂纹不可避免，可以在形态修整后加透明瓷烧结弥补。

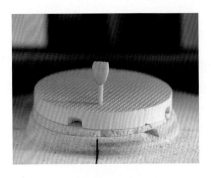

图 8 - 51　修复体放入烤瓷炉进行烧结

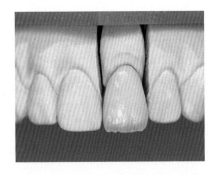

图 8 - 52　第一次烤瓷后良好的瓷层

六、形态修整

（一）第一次烤瓷后的精加工

1. 工具和材料

金刚砂石车针：用以修整外形和调改触点，有不同形态和直径可供选择。

金刚砂片：用于固定桥的修整，如桥体和邻接区的磨改操作。种类、直径和厚度也有多个规格可以选用。

橡皮轮：为陶瓷专用，可用来精细打磨陶瓷表面（图 8 - 53）。

咬合纸：为调整咬合及邻接等时的印记材料。

显微镜：用于就位及边缘处理等过程中的精细检查和操作。

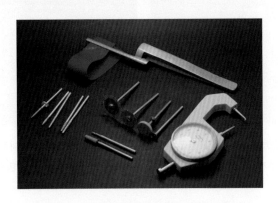

图 8 - 53　烤瓷面加工用的各种工具

2. 步骤

首先检查冠内有无杂质，如有，则用小球状或小柱状金刚砂石磨除，操作时应无压力、慢速运转，避免引起瓷裂，此过程应在显微镜下操作，确定无杂质后试就位。要求冠能准确就位到模型上，必须是无阻力就位，边缘密合，无翘动（图 8 - 54、8 - 55）。

邻接区调磨，应参考天然牙邻接位置、邻牙邻面外形及功能要求，对邻接区进行定位和画线。先用柱状金刚砂石，用最轻柔的力、少量多次、在湿水条件下调磨。在接触

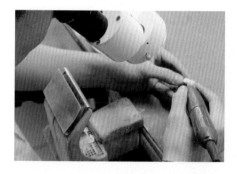

图 8-54　在显微镜下进行就位检查及修整

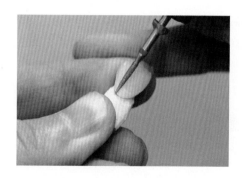

图 8-55　在代型上进行边缘的修整

区放入单层咬合纸，仔细打磨掉咬合纸印出的印迹，最终达到复写纸拉出时稍有阻力但不会撕破，提示邻接松紧度合适（图 8-56、8-57）。再次检查冠就位后边缘是否与模型边界精确密合，同样需在显微镜下操作。

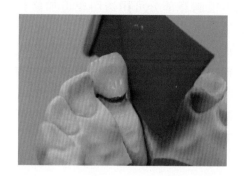

图 8-56　复写纸显示出可调整接触的区域

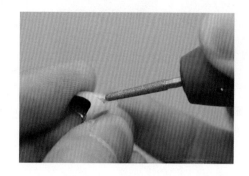

图 8-57　接触点的一边标记邻接面一边进行调整

　　若修复体有桥体设计时就要对盖嵴面进行修整。盖嵴形态应按要求制作，选用柱状砂石调磨，最终要使盖嵴面与模型密贴、无缝隙、无翘动，同时仍保持冠边缘的密合。

　　最后把模型装到𬑟架上，确认牙尖交错位，调磨到牙弓均匀接触，无早接触，再使下颌根据𬑟面功能坐标系作功能运动，调磨咬合干扰点，注意必须在湿水条件下少量多次调磨，不可使遮色瓷或金属暴露，亦不可损坏对颌石膏模型（图 8-58～8-61）。

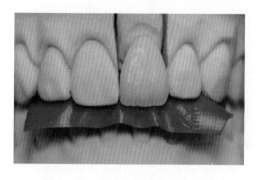

图 8-58　用咬合纸检查咬合情况

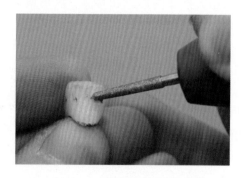

图 8-59　对咬合高点进行调整

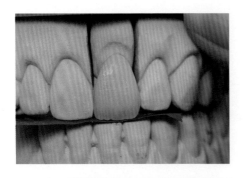

图 8 - 60　调整前伸和侧向运动下的早接触点

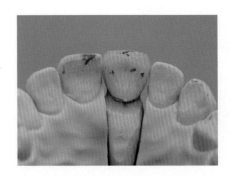

图 8 - 61　最后形成正确的咬合接触点位置

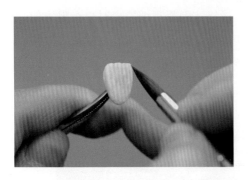

图 8 - 62　在修复体上用透明瓷
进行加瓷修整

牙邻面间隙处常有烤瓷收缩裂纹，可用金刚砂轮进行打磨，然后加瓷修整。在追加涂瓷之前，应用蒸汽清洗机清洗打磨过的烤瓷面。义齿形态不很满意部分可用透明瓷追加修整（图 8 - 62）。

修整加瓷后再次烤制，一般选择厂商提供的修补瓷粉的烧结参数，但因加瓷量往往较少，故最高温度可比瓷粉量多时低 5℃ ~ 10℃，为使工件表面更加光滑，最高温度保持时间可延长 5 ~ 10 秒。

（二）最终外形修整

第一次烤瓷后的精加工已经对邻接接触区进行过准确修磨，因此不必对该区域再作磨改。

咬合接触区的调磨，也就是咬合纸显示的标志点应符合咬合接触点的分布规律。

前牙切缘和唇面成形不仅要使长度和外形轮廓正确，而且要使唇向倾斜角、近中倾斜角与同名牙对称及与邻牙相协调。磨牙则须注意与对侧同名牙及对颌牙磨耗协调。

根据天然牙的形态和特点，需形成修复体表面的细微纹理结构，为使义齿的每个细节都与天然牙一致。应从各种不同角度仔细观察，以期发现修复体与天然牙的细微差异，并以天然牙为标准仔细进行加工，措施应细化到每一步骤选用的磨具和操作的手法。义齿的形态正确与颜色的协调同样重要（图 8 - 63 ~ 8 - 69）。

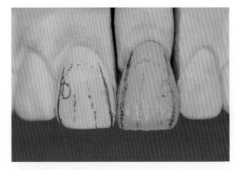

图 8 - 63　牙的形态应仿照天然牙来成形

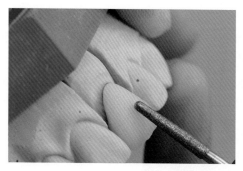

图 8 – 64　牙的唇侧表面加工成形很重要

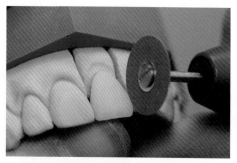

图 8 – 65　牙齿邻面外展隙必须
极仔细地成形

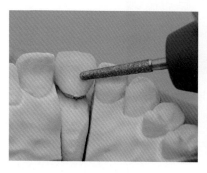

图 8 – 66　在舌侧也应使牙面细节
仿照天然牙成形

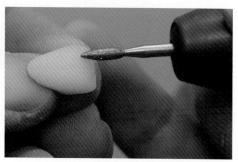

图 8 – 67　在湿水条件下仔细形成
发育沟等表面细节

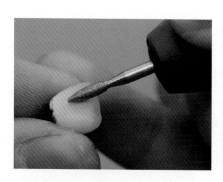

图 8 – 68　舌侧在湿水环境下
进行精细打磨

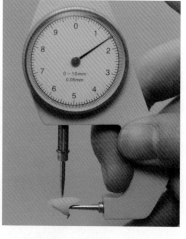

图 8 – 69　检查完成后的瓷层厚度，
最低不得低于 1.5mm

　　年轻人的牙齿比老年人的结构特点多，年龄越大，牙釉质沟嵴丧失的越多，牙面越
光滑。

　　舌侧形态也应尽量模仿天然牙，包括磨耗面的角度和大小，因为它可能是下颌运动

时的导向轨。

龈外展隙的正确成形有赖于牙医备牙的精确和技工加工的正确，需要特别注意，不可将义齿尺寸随意加大或将龈外展隙改形，这会导致牙龈和牙间乳头受挤压而发炎。

当外形和表面加工完成后（图8-70），必须彻底净化打磨过的瓷面。可用刷洗或蒸汽清洗。在清洗过程和清洗后，应保持修复体的清洁，因此必须用器械夹持而避免污染。同时注意，器械夹持工件必须可靠、牢固，要确保工件在清洗中不会脱落而损坏。

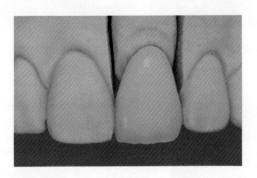

图8-70　清洗完成的修复体与邻牙协调一致

第六节　全瓷的堆瓷技术

全瓷修复体由于具有优良的光传播和光反射的特性，可以再现天然牙的半透明性和仿真性，有良好的生物相容性，越来越受到患者和医生的青睐。全瓷的堆瓷技术主要是指在瓷基底冠上进行堆塑、烧结、修整等一系列步骤，其方法与金属基底的堆瓷方法基本一致。

一、基底冠的表面处理

在打磨和喷砂后，氧化锆基底冠应将冠在非真空状态下进行致密烧结以提高强度和可靠性。而IPS Empress铸瓷基底冠应在冠表面均匀涂布一层由体瓷和釉液搅拌的混合液，以增加饰面瓷对基底冠表面的湿润性。由于其基底具有良好的底层色彩，所以不需要涂布遮色层（图8-71、8-72）。

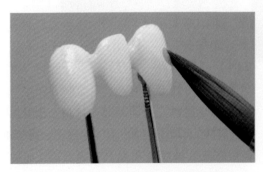

图8-71　在基底冠表面涂布混合液

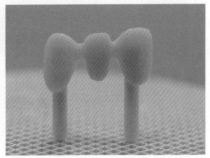

图8-72　烧结完成的基底冠

二、牙本质瓷的堆筑及回切

其方法步骤与金属烤瓷基本一致，需要注意的是由于全瓷饰面瓷粉颗粒较金属烤瓷粉大，烧结后收缩更为明显，固牙本质瓷的厚度最少达到 0.8mm 以上，回切后应检查牙本质瓷的厚度（图 8-73~8-82）。

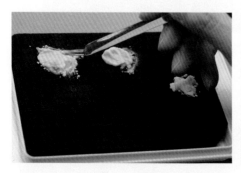

图 8-73 用调拌刀调拌稠稀合适的瓷泥

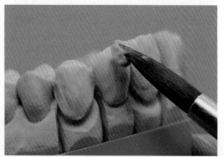

图 8-74 用毛笔堆筑牙本质瓷

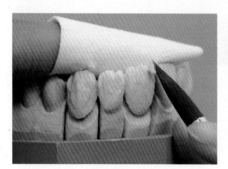

图 8-75 用吸水纸巾在舌侧进行边吸水边堆筑

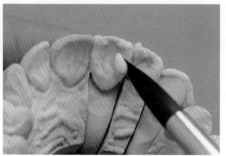

图 8-76 堆筑舌侧的外形

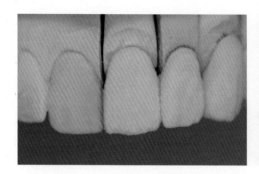

图 8-77 完成的牙本质瓷外形与对侧同名牙大小、形态一致

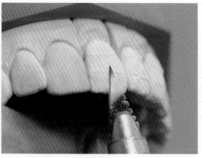

图 8-78 在唇面进行标记并按标记线进行回切

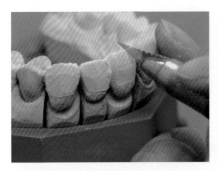

图 8 – 79　唇面回切完成后进行邻面的回切

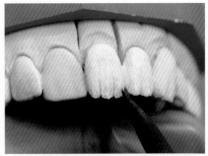

图 8 – 80　形成指状结构并进行修整

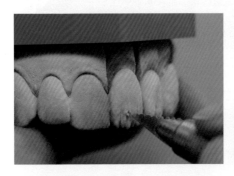

图 8 – 81　用回切刀在切 1/3 处检查牙本质瓷厚度

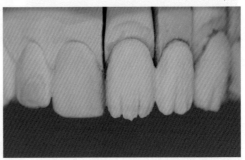

图 8 – 82　完成的牙本质瓷外形

三、切端瓷和透明瓷的堆筑

釉质层的堆筑同金属烤瓷，同样需考虑烤瓷收缩率及形态修整，涂塑后的牙冠要比完成后的牙冠大 15% ~20%（图 8 – 83 ~ 8 – 90）。

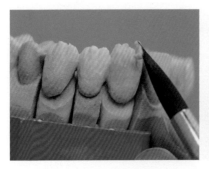

图 8 – 83　切端瓷的堆筑

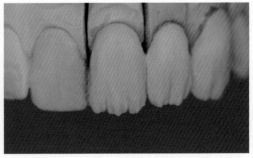

图 8 – 84　堆筑完成的切端瓷

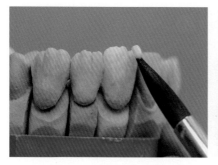

图 8 – 85 透明瓷的堆筑

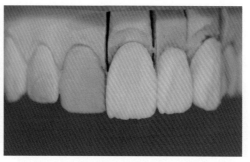

图 8 – 86 用透明瓷堆筑完成的唇面外形

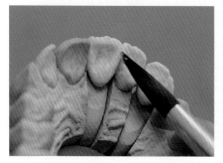

图 8 – 87 参照同名牙用透明瓷堆筑舌侧的外形

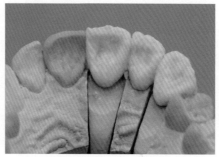

图 8 – 88 堆筑完成的舌侧外形与同名牙协调

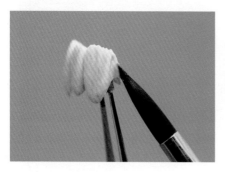

图 8 – 89 对邻接区加瓷处理

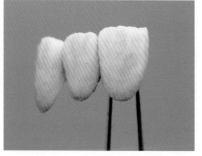

图 8 – 90 堆筑完成后对修复体进行烧结

四、形态修整

参照同名牙的特征进行修整追加。需要强调的是牙齿外形的正确构建，是在准确、完善的模型上，以合理的基底为基础，精确细微的瓷层堆筑形成的，修整打磨主要解决邻接、咬合接触关系和外形的精细调整，换句话说，就是需要各工序整体努力才能实现牙齿外形和色彩的仿真，绝不可在最后依赖大量的修形磨改来改善义齿外观（图 8 – 91 ~ 8 – 99）。

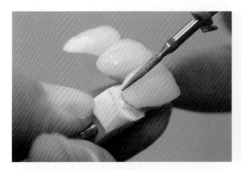

图 8 - 91　在显微镜下逐个进行就位
检查及边缘修整

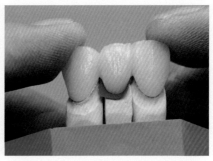

图 8 - 92　修整完边缘后用咬合纸
检查盖嵴

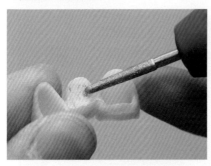

图 8 - 93　用金刚砂石调整盖
嵴部的高点

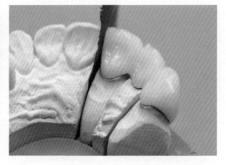

图 8 - 94　用咬合纸检查并调整邻接区

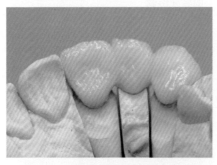

图 8 - 95　调整完成后再次检查桥体的
就位情况

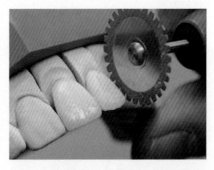

图 8 - 96　用薄砂片修整外展隙的外形

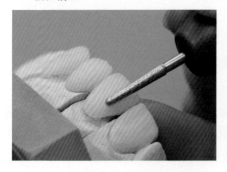

图 8 - 97　模拟同名牙用金刚砂石
制作表面细节

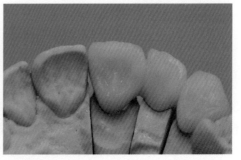

图 8 - 98　舌侧外形修整后湿水进行检查

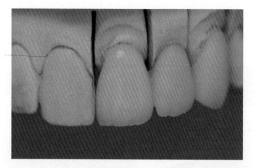

图 8 - 99　修整完成后唇侧外形进行湿水后检查

第七节　树脂瓷的堆瓷技术

树脂聚合瓷是一种采用常规光固化的冠桥修复用超硬树脂瓷，其融合了树脂和瓷的优良性能，即具有烤瓷的美观，坚固，同时又具有树脂的柔韧和自然。其操作与烤瓷相似但更为简便。

一、遮色层的涂布

在基底冠表面用小毛刷涂布一薄层金属粘接剂放置 10 秒，使其自然干燥，然后涂布遮色瓷。遮色层用适当的毛刷取适量的遮色剂在基底冠桥表面涂布，第一次仅涂一薄层，使固位珠颗粒若隐若现（相当于小固位珠直径的 1/3～1/4），应确保遮色剂进入到固位珠的微小倒凹区内。然后在光聚合机中固化 3 分钟。遮色层和体层、切端层等固化后，表面有未固化层，其稍有滑润感和光洁度（图 8 - 100），这一未固化层是与下一层树脂瓷的粘接层，所以不能接触污染表面。然后进行第二层遮色剂涂布，要求覆盖固位珠金属色，然后固化 3 分钟（图 8 - 101）。

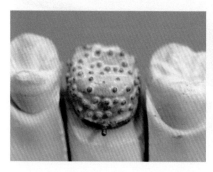

图 8 - 100　未彻底固化第一层遮色层

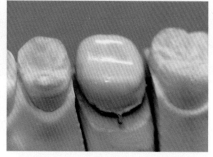

图 8 - 101　固化后的遮色层表面

遮色层涂布完成后，为了牙齿的立体感或追求天然牙的色彩，可在颈缘、切端和牙齿连接部做色调调整。

二、颈部树脂瓷的堆筑

牙颈部的颜色对于饰面的整体效果是非常重要的，在堆筑空间较小的情况下可涂染色剂来取代颈部树脂瓷（图 8 - 102）。堆筑之前首先观察同名牙的形态、突度和排列情况。然后将聚合瓷堆筑在颈部区域，移行延伸到冠的中部，然后进行固化（图 8 - 103）。

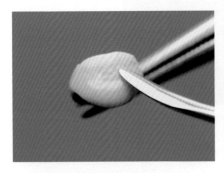 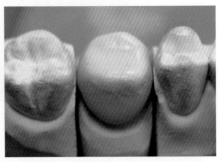

图 8 - 102　用调刀法进行牙颈部瓷的堆筑

图 8 - 103　固化完成的牙颈瓷自然移行到冠的中部

三、牙本质树脂瓷堆筑

取出适量体层材料在调板上轻轻拍打并压平，可以避免材料中有气泡以影响密合度。使用塑形工具取部分牙本质树脂瓷压在基底上，先压紧一侧再逐渐压紧，以防止产生气泡。按照牙冠的形态进行堆筑，从颈部开始，往切端方向堆筑，在切端直接形成一定形态的指状沟（图 8 - 104）。在殆面堆筑形成尖窝沟嵴并给釉质瓷及切端瓷留出空间，光聚合机下固化 1 分钟（图 8 - 105）。

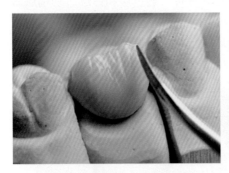 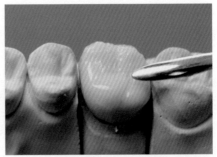

图 8 - 104　堆筑牙本质瓷并直接形成指状沟

图 8 - 105　堆筑殆面形成窝沟并留出釉质瓷的空间

四、釉质层和透明层树脂瓷的堆筑

牙釉质材料是一种半透明乳白色物质，加入灰色之后，其亮度值会发生变化。透明层材料是玻璃状透明物质，但这些材料都是有添加剂的，因此或多或少都显得混浊。

为了模拟天然牙从牙颈至切缘的色调变化，首先须用牙釉质材料在牙本质上堆筑。牙釉质材料堆筑于切 1/3 处，使色彩显得柔和一些，最后用透明层材料堆筑出牙齿外形（图 8 - 106、8 - 107）。值得注意的是颜色的体现，主要是靠体层和切端层来表现。由于饰层的形态在固化时因收缩而引起的变化很小，因此堆筑时要注意牙齿的形态大小，饰层表面也应光滑，为精加工节省时间，最后用透明层材料追加邻接（图 8 - 108）。饰面堆筑完成，在光聚合机中进行最终固化 3 分钟（图 8 - 109）。

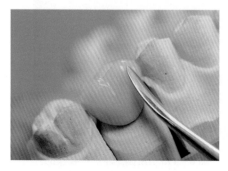

图 8 - 106 用釉质瓷及透明瓷堆筑颊尖的外形

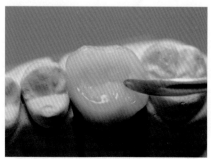

图 8 - 107 仔细堆筑形成验面的窝沟点隙

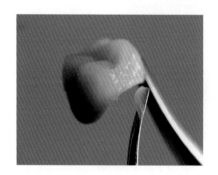

图 8 - 108 用透明质材料来恢复邻接区

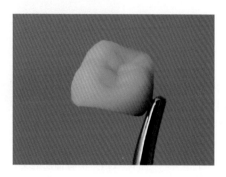

图 8 - 109 堆筑完成后进行聚合固化

五、形态修整

如果树脂瓷没有进入冠的内部，则该义齿冠桥与基牙的就位是不会有问题的，我们应该首先对此进行检查。然后，仔细地检查它与相邻天然牙的接触区并做适当修整。

首先应修整牙冠外形，并以同名牙为参考进行打磨（图 8 - 110、8 - 111）。

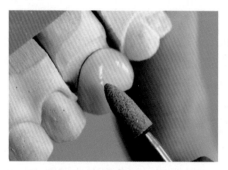

图 8 - 110 根据对侧同名牙的特征进行外形的修整

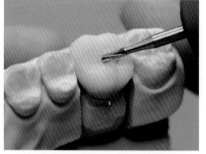

图 8 - 111 使用裂钻调整窝沟点隙使其自然协调

用金刚石车针或打磨砂石进行表面结构修整（图 8 – 112），再用硅胶磨头调整打磨并使用抛光轮进行初步抛光（图 8 – 113、8 – 114）。

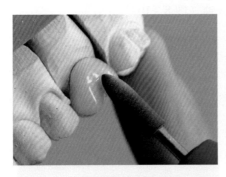
图 8 – 112　用硅胶磨头进行调整打磨

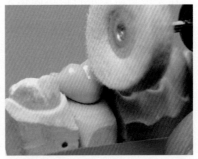
图 8 – 113　用抛光轮进行初步的表面抛光后进行上釉处理

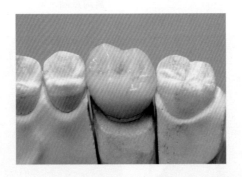
图 8 – 114　带有饰面的义齿冠桥在牙弓中显得很和谐

第八节　染色与上釉

一、染色技术

在修复体完成过程中，医生和患者都非常注重修复体的颜色与天然牙的协调与匹配。天然牙的颜色结构复杂，基本上不能从比色板直接得到与其完全匹配的颜色，这就需要进行修复体颜色的个性化处理。但对于从未涉足色彩学理论的人，感觉到颜色是十分具体而又非常抽象，对其变化规律，特点了解甚少，所以制作一个与天然牙协调一致的修复体，必须具有非常出色的颜色判断及配色技术，而这些都需要掌握基本的色彩学知识。

（一）色彩学的基础

1. 色彩学的基本特征主要包括色相、饱和度及明度。而色彩对比存在于一切色彩关系之中，只要有两种或以上颜色放在一起，它就一定具有明度、纯度及饱和度的对比效果，因此颜色的对比是色彩学中最基本的方法。

2. 根据研究发现颜色有三种原色包括：黄色、红色及蓝色。后来又相继发现了加色混合法及减色混合法两种体系。

（1）加色混合法 通过三棱镜的实验发现将两种不同原色混合可以得到不同颜色的邻近色，一般称为间色，这个混合的过程称为加色混合法

（2）减色混合法 将一个原色和另一个间色按不同比例混合，几乎可以调配出所有的色彩，而且颜色混合的越多，色彩就越浑浊，画面越灰暗，通常我们称为减色混合法。

人们将颜色混合法及色彩的基本特征放入色轮，使人们更简单的理解了色彩的实际关系（图8－115）。色轮中相对的两种颜色称为互补色，互补色等量混合可以得到中性的灰色，色轮在不同程度上改变了色彩的复杂关系。而这些在瓷饰面修复的多层颜色的构筑及内部着色及表面外染色的过程中意义重大，运用合理的情况下可以完美地模拟天然牙表面细微的颜色特征，使完成的修复体颜色具有自然的美感。

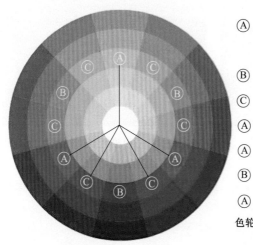

(A) 三原色：红、黄、蓝
　　　　　　＋　＋　＋
　　　　　　蓝、红、黄
　　　　　　∥　∥　∥
(B) 三间色：紫、橙、绿

(C) 第三色：相临两色的组合

(A)-(B) 互补色

(A)-(A)-(A) 基色三色组

(B)-(B)-(B) 间色三色组

(A)-(C)-(C) 分裂互补三色组

色轮上彼此相临的颜色组成类似色

图8－115　色轮图

（二）内染法

内染法是指使用仿真的效果瓷材料，在瓷层构筑的过程中采用一些特殊的烤瓷技巧，在修复体上模仿天然牙的自然特征的方法。在制作过程中一定要注意将牙齿的解剖形态及个性化特征结合起来，使修复体与牙弓内的天然牙协调一致，美观自然，其过程需要经过反复的调色，堆筑，修整才能完成。因此制作难度较大，需要经验的积累。

（三）外染法

染色仅限于饰面瓷表面，俗称"外染色"，用以调整局部色调，如邻间隙色调加深，有降低义齿宽度的视觉效应，反之亦然。牙颈部明度降低，可使过度突起的颈部有回收的感觉。外染色更多用于制作特殊效果，以使义齿更加逼真、更加个性化，如隐裂、暗影、色纹或色块、斑点，但必须按医师提供的信息准确复制，不得自行发挥（图

8 – 116 ~ 8 – 122）。

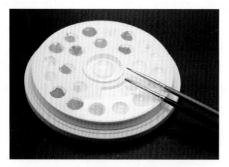

图 8 – 116 根据牙齿特征使用各种
颜色进行外染色

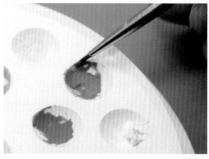

图 8 – 117 用染色毛笔进行外染色操作

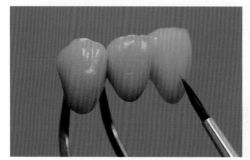

图 8 – 118 用"外染技术"行颈部
染色，染色剂直接涂布于烤瓷表面

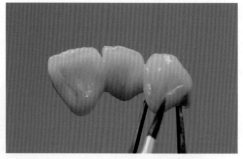

图 8 – 119 用染色剂改善舌面解剖形态，
以保持冠的整体完美性

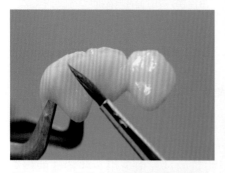

图 8 – 120 用黄色染色剂突出切缘效果

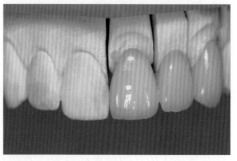

图 8 – 121 用"外染"技术完成的牙冠

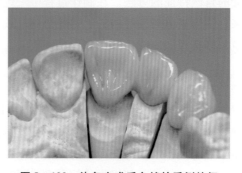

图 8 – 122 染色完成后自然的舌侧特征

可以看出，外染色起的是"锦上添花"的作用，整体牙的色调是依临床比色结果为参照，不同色调不同透明度的瓷粉以不同位置、不同厚度相互叠加、共同作用的结果、绝非简单的外染色可以彻底校正，窝沟、点隙处的色调调整，最好也是在体瓷堆筑时就同时完成（俗称内染色），如此作出的色调才有深度感，才能实现真正的仿真。

实践证明，涂在饰面瓷表面的颜料往往起不到天然的牙色效应，同时还会降低瓷的透明度，改变前期精心堆筑的分层色彩效果，所以，如果发现义齿色调与要求不符，须进行重新制作。

二、上釉

上釉是在修整外形完成的瓷饰面修复体表面涂刷一层薄玻璃釉，使之有天然牙的光泽度。由于涂层很薄，所以修复体外形变化很小。烤瓷与树脂聚合瓷的上釉方式一致，区别在于烧结固化的方式不同。

上釉前应用蒸汽再次清洁每个冠，并仔细检查有无裂纹、缺瓷、污点的情况，如无异常即可进行上釉。

釉液调拌应稀稠适当，然后用釉液笔蘸取少量调好的釉液，适当加压涂布整个瓷面（图 8 – 123），注意釉液不可过厚，否则会影响表面细微结构和外形，外展隙处不可有釉液堆积，冠内及其他金属面上不得涂上釉液。

然后就烤瓷修复体可进行最后一次上釉烧结（图 8 – 124），烧结参数遵照瓷粉生产商提供的数据来进行。需要注意的是本次烧结不得在真空条件下进行。

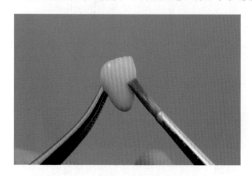 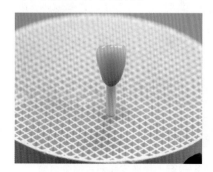

图 8 – 123　用釉液笔对唇面进行涂布　　图 8 – 124　上釉完成在非真空条件下进行烧结

树脂聚合瓷则放入光聚合机内进行光固化 1 分钟来完成上釉过程。

三、抛光

（一）去除金属氧化物

去除金属基底冠内及舌侧金属带的氧化物，需要使用喷砂机对基底冠内进行喷砂处理以去除冠内的所有氧化物及增加粘接后的机械固位力。

（二）表面抛光

上釉后，修复体的表面光洁度比较自然，但我们需要的不是高度光洁、使一切形态近乎消失的表面，而是天然牙那种丝光样表面，为此应对修复体进行机械抛光，使修复体表面光滑，但镜面光泽消失，最终达到接近天然牙的表面特点（图8-125、8-126）。

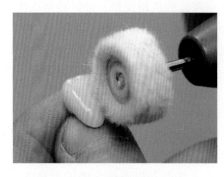 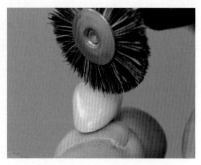

图8-125　使用抛光轮用抛光膏　　　图8-126　用鬃轮清理牙冠
对牙冠表面进行抛光　　　　　　　　表面的抛光膏

（三）最终的抛光及清洗

使用橡皮轮、抛光轮及光洁抛光剂对暴露的金属部分进行抛光，应注意抛光时应不断改变方向，使表面几乎看不到磨纹，直到高度光亮状态（图8-127）。

抛光后用蒸汽清洗机对修复体进行清洗，去除表面附着的抛光剂等异物（图8-128）。

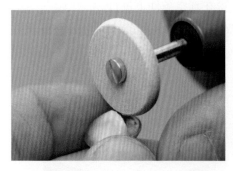 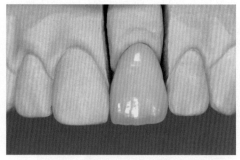

图8-127　用橡皮轮对舌侧金属面　　　图8-128　清洗完成后的牙冠光洁度良好
进行抛光处理

第九节　常见的问题及分析

瓷饰面修复体因为具有良好的美观和功能性，是目前应用最为广泛的固定修复体。但由于它的制作工艺复杂，在每一个制作环节中难免因设计不当或制作缺陷出现一些问题，本节就这些常见的问题进行分析。

一、瓷裂及瓷崩

瓷饰面修复体的瓷裂瓷崩现象是瓷饰面技术制作失败的最常见原因。瓷裂瓷崩的主要原因有：

（一）基底冠的问题

1. 基底冠与瓷的膨胀系数不匹配。
2. 基底冠厚度过薄导致强度不足。
3. 基底冠外形设计不当导致瓷层厚度不均匀。
4. 基底冠存在锐边锐角。

（二）饰面瓷的问题

1. 瓷层过厚。
2. 瓷层过薄。
3. 瓷层不够致密。

（三）瓷－基底结合的问题

1. 基底冠表面粗化处理不当。
2. 基底冠表面受到污染。
3. 除气处理不当。
4. 预氧化处理不当。
5. 粘接剂涂布不当。

（四）堆瓷烧结操作中的问题

1. 瓷层致密化不足，导致瓷粉颗粒缩聚不足。
2. 烧结时升温速率过快。
3. 烧结后冷却速率过快。
4. 多次烧结，提高了热膨胀系数，导致膨胀系数不匹配。
5. 瓷粉过于干燥，烧结后出现的裂纹。

（五）咬合问题

1. 咬合位置的设计不当，导致𬌗力集中在瓷－基底交界处及烤瓷基底冠的锐角处，导致瓷裂及瓷崩。
2. 𬌗干扰因素，在功能运动时产生𬌗干扰，导致烤瓷牙尖处崩瓷。
3. 咬合关系的不正确，导致高𬌗或咬合不稳定导致崩瓷。

二、烧结后出现气泡

堆筑完成烧结后出现气泡原因一般是由于基底冠表面处理不当及堆瓷过程中操作不当造成的。

（一）基底冠的问题

1. 铸造时造成的缺陷，比如砂眼等缺陷容易在相应部位产生气泡。

2. 基底冠表面处理时没有清洗干净或清洗后被污染。

3. 未进行除气预氧化或除气预氧化操作不当。

（二）堆瓷的问题

主要是由于堆筑瓷的多层结构过程中，空气被夹入瓷层空隙中而没有进行致密化操作造成的。

三、颜色方面的问题

瓷饰面技术主要的一部分功能是满足临床患者美观方面的需求，因此由于颜色不准确或不自然也是造成制作失败的常见原因。主要问题有：

1. 临床医师选色不够准确或与技师沟通不够。

2. 堆筑过程中操作不当造成的，常见的问题有：

（1）表面出现裂纹，主要是操作时瓷泥过于干燥造成的。

（2）没有透明感，无光泽。主要是由于真空系统出现问题或烧结温度过低，预热时间过短等造成。

（3）瓷层出现纹理或不自然。是由于没有清洗干净或各瓷层发生混瓷现象。

（4）瓷层里出现黑点。主要是由于堆瓷环境不清洁导致瓷泥在调拌或堆筑过程中被污染。

3. 烧结温度不准确，应及时检查烤瓷炉并进行温度较正。

4. 层次感差，透出遮色瓷。主要原因是由于牙本质瓷厚度不足导致的。

5. 瓷层厚度不均匀造成颜色有差异。

四、形态方面的问题

形态方面的问题主要有两种情况：

（一）形态不佳导致的功能问题

1. 未形成正常覆𬌗覆盖，导致咬颊咬舌等问题。

2. 邻接区域位置和形态不合理，导致食物嵌塞。

3. 未形成正确的外形高点，导致牙龈创伤或萎缩。

4. 未恢复天然牙的切导斜度和髁导斜度，导致颌关系紊乱。

（二）形态不佳导致的美观问题

1. 形态过大或过小，不合乎患者的面型与𬌗型。

2. 不符合患者天然牙的牙形特征。

3. 牙体的方向与患者的中线不一致。

4. 牙列形态恢复没有模仿天然牙牙弓特征的"个性修复"。

思 考 题

一、填空题

1. 基底冠的厚度一般贵金属为（ ），非贵金属可控制在（ ）左右，瓷基底冠为（ ）以上。预留瓷层空间应在（ ）之间。

2. 常见的堆瓷方法包括（ ）（ ）

3. 遮色瓷的厚度糊剂型应控制在（ ），粉剂型约为（ ）

4. 牙本质瓷回切的目的有（ ）（ ）（ ）

5. 全瓷饰面冠堆瓷时牙本质瓷的厚度最少达到（ ），涂塑后的牙冠要比完成后的牙冠大（ ）。

6. 树脂瓷的遮色瓷的涂布完成后要求覆盖（ ），并固化（ ）分钟。

7. 色彩学的基本特征主要包括（ ）（ ）（ ）。

8. 染色技术的方法包括（ ）（ ）。

9. 上釉时釉液调拌应（ ），烧结时应在（ ）条件下进行。

10. 烧结后出现气泡的原因包括（ ）（ ）。

二、问答题

1. 如何按照瓷饰面技术的要求检查基底冠？

2. 金瓷结合的原理是什么？

3. 简述牙本质瓷的堆筑及回切的方法？

4. 简述烤瓷后形态修整的方法及步骤？

5. 崩瓷瓷裂的主要原因有哪些？

第九章 计算机辅助设计和计算机辅助制作

 知识要点

计算机辅助设计和计算机辅助制作用于口腔是一个新型的加工方式。

通过对本章的学习，对 CAD/CAM 加工方式有个初步的认识，对 CAD/CAM 与传统的加工过程有一定的了解。

第一节 概 述

计算机辅助设计（Computer Aided Design）和计算机辅助制作（Computer Aided Manufacture）简称 CAD/CAM。其中，CAD 是指以计算机作为主要技术手段来运用各种数字信息和图形信息，进行产品的设计；而 CAM 是指由计算机控制的数控加工设备，如数控加工机床和 3D 打印等对产品进行加工成型的制作技术。口腔 CAD/CAM 是激光电子技术、精密测量技术、微机数字信息和图形信息生成、处理技术、数控机械加工等技术融为一体，用于设计、制作各类口腔修复体的一种全新义齿修复工艺。20 世纪 70 年代开始广泛应用于工业自动化和航天航空领域的高科技技术，80 年代开始引入口腔修复领域并成功地进行了临床应用。目前，已有十多种制作修复体的 CAD/CAM 系统面世，1983 年，第一套系统研发成功，之后相继出现了 Duret、CEREC、DENTICAD 系统，Rekow、Caudill 系统，DUX、CELAY、PROCERA、DCS Precident System、Digident、CERCON、LAVA、EVEREST 等，可以用这些系统在较短的时间内为患者制作修复体，由于该技术可在短时间内为患者提供优良的修复体，极大地提高了生产效率。

传统修复体的制作方法包括了取印模、灌模型、制作蜡型、包埋、铸造或装盒、热处理等多项工序，费工费时，生产效率低，质量很难掌控。而 CAD/CAM 主要替代了熔模制作、包埋、铸造和装盒、热处理等（图 9 - 1），避免了传统修复体制作的繁琐过程，产生的各种误差，减轻了技师的劳动强度；同时，材料增加了多样性，钴铬金属、软质氧化锆、纯钛、玻璃陶瓷、增强型树脂、蜡等。CAD/CAM 技术的出现，让氧化锆材料得到很广泛的应用，解决了临床的各种冠桥修复，美观，环保（图 9 - 2）。

要加工出经济的高品质修复体是现今一项很大的挑战，由于 CAD/CAM 技术的出现，使得基底冠的加工方式变得多样化。CAD/CAM 技术的应用使得诸如铣削或腐蚀等减法式的加工方法逐步出现，通过这种方法，可获得更高的精准度，这也是多种修复体，特别是种植修复体所要求的。因此对于种植修复来说，铣削的修复体桥（图 9 - 3）是首选。但铣削过程和材料的高损耗决定了铣削工序和所用材料相对来说都比较昂贵，21 世纪初制作冠和修复体桥的另一种经济型加工方法进入牙科领域，即加法式加工技术 - 选择性激光熔融（SLM，selective laser melting），是在 SLM 设备中将金属粉末以分层的方式用激光束层层融熔堆积，并逐渐成形完成整个结构。

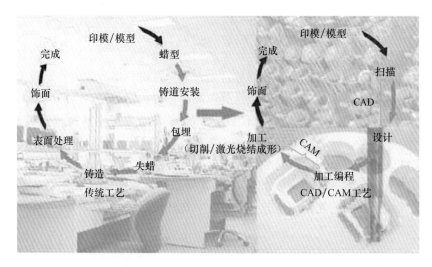

图 9 - 1　CAD/CAM 与传统方法的比较

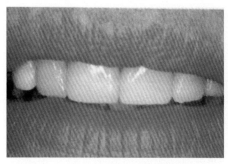

图 9 - 2　氧化锆修复体的美观效果

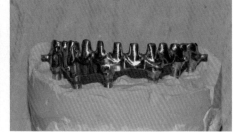

图 9 - 3　高度密合的种植修复体

目前用于口腔修复的 CAD/CAM 系统主要用于完成固定修复，可制作嵌体、高嵌体、贴面、全解剖冠、烤瓷冠的基底冠、烤瓷桥的桥体支架、种植体的上部结构及个性化基台的制作等。

第二节　计算机辅助设计（CAD）

CAD 的主要技术构成包括两大部分：数据采集（牙列信息的获取）和计算机辅助设计。

一、数据采集

(一) 数据采集

数据采集是修复体 CAD/CAM 的前端技术，主要任务为采集修复牙齿的原始数据，以便为技师诊断和修复体设计提供必要的信息。目前，可利用的数据采集技术主要有光学反射和机械式采集等。

1. 光学反射技术

光反射技术又称激光扫描技术，基本原理是利用激光探测器获取所需部位必要的信息，通过光感受器将光信号转换为数字信号，储存于计算机，将数字信号转换为图像在屏幕上显示出来。因此技术测量精度较高且制作简单，现在已得到广泛的应用。

（1）将印模或石膏模型，通过扫描仪获得三维形态的数据并转换成计算机数据，实现模/数，数/模转换。这种光学扫描仪种类繁多，如 3shape 公司的 D700scan 激光红外线扫描、KAVO 公司的 Evest 光栅扫描仪、Zfx 的扫描仪。

（2）采用口内三维摄像机获取光学印模。其摄像机的探头能置于患者口腔内，直接得到患者的牙列信息——光学印模，并进行数字化处理。

2. 机械式扫描技术

机械式扫描技术为接触式测量，是现有 CAD/CAM 系统中最精确的测量手段。既是利用机械探针探触模型，选取牙齿石膏表面关键点及相应数量的参考点。将数值输入进行图像处理，即可完成牙列的三维重建，重现其立体图像，产生 CAD 的视频模型，相当于经过牙体预备的石膏模型。其明显的缺点是扫描效率较低，价格成本高，同样的模型，测量时间较长。

3. 牙列信息数据获取的方式有三种途径（图 9 - 4）

第一种扫描印模，设计，CAM 加工。

第二种扫描模型，设计，CAM 加工。

第三种口内扫描，设计，CAM 加工。

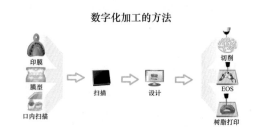

图 9 - 4　CAD/CAM 加工方法

(二) 操作步骤

以 3shape 公司的 D700 扫描仪和 Dental Manger 设计软件为例：

1. 进入设计软件主页面。

2. 新建订单（图9-5）：

（1）建立准确订单号，便于以后查找。

（2）选择扫描类型：模型、印模、数字印模。

（3）选择邻接类型，模型是否分割。

（4）选择旧义齿参考，主要用来设计𬌗支托窝。

（5）选择参考模型，对于成功的修复体，完整的诊断蜡型发挥着重要作用；

（6）选择参考照片（用于前牙美学设计）。

（7）选择设计修复体类型。全解剖冠类型；基底冠类型；双套冠类型；种植体类型；支架类型；连接体类型。

（8）选材材料：材料的多样化，将会扩大适应证的范围。目前，可以的材料是：氧化锆、钛、蜡、聚甲基丙烯酸甲酯、钴铬。

（9）制造过程：铣削 R 0.4mm、铣削 R 0.5mm。

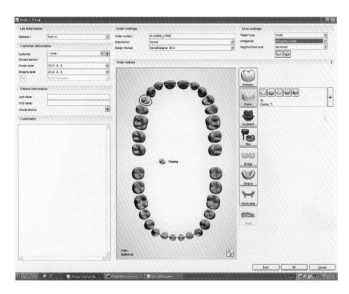

图9-5　建立订单

3. 数据获取：也就是扫描，这一步是 CAD 的关键，也是最重要的一步。

（1）模型扫描　在扫描之前，为了获得良好的扫描结果，建议使用浅色石膏，如果使用深色石膏，需要在扫描前喷上一种扫描喷雾。

步骤：①粗扫整个工作模型，选择需要精扫的工作区域，进行扫描（图9-6、9-7）。要求：将每个代型与底座必须完全复位（图9-8、9-9）；②粗扫整个对𬌗模型，精扫与工作区对应的区域（图9-10、9-11）；③扫描单个代型，将代型的唇、颊侧朝向扫描板弓形的前端；④在工作模型的基牙颈部标记该牙位（图9-12）；⑤用胶枪将上下𬌗模型固定，扫描咬合关系（图9-13）；⑥将影响视线的多余部分修剪；⑦扫描完成，保存数据，进入下一步设计（图9-14）。

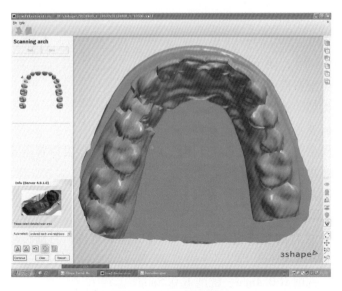

图 9-6　工作模型粗扫

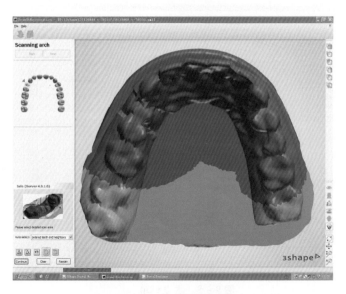

图 9-7　选择区域精扫

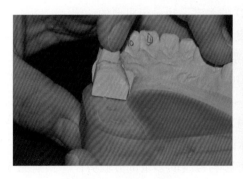

图 9-8　未复位的代型

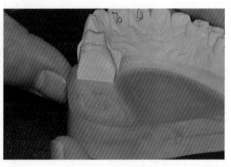

图 9-9　代型完全复位

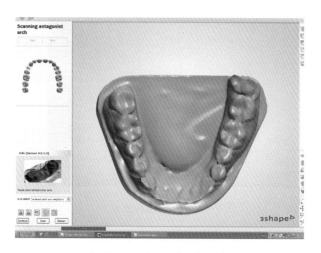

图 9 – 10　粗扫对𬌗模型

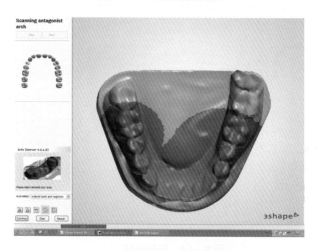

图 9 – 11　精扫与工作区对应的区域

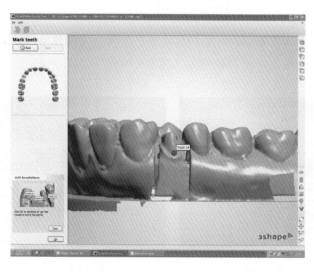

图 9 – 12　标记牙位

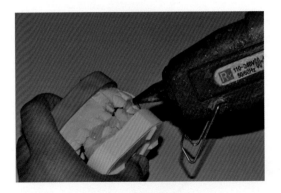

图 9 - 13　固定咬合关系

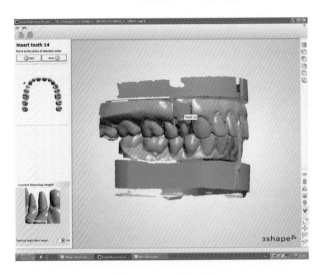

图 9 - 14　保存数据

（2）印模扫描（桩核印模扫描）

与模型扫描一样，为了获得良好的扫描效果，需在扫描前修整印模多余的部分（图9 - 15），且在印模表面喷上一种扫描喷雾（图9 - 16）。

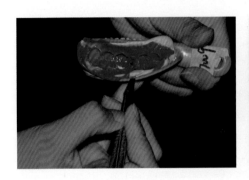

图 9 - 15　修正印模

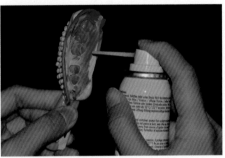

图 9 - 16　喷标示剂

①粗扫工作印模，精扫需要的工作区域（图 9 - 17、9 - 18）；②扫描对颌印模，精扫需要的工作区域（图 9 - 19）；③修剪印模影响设计视线的多余部分；④扫描完成后，手动复位咬合关系，保存数据，进入下一步设计（图 9 - 20）。

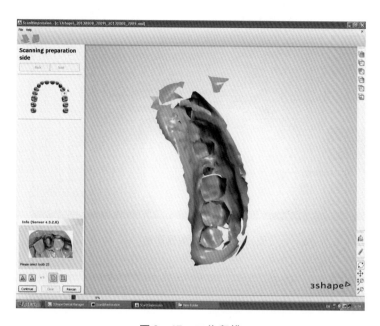

图 9 - 17　工作印模

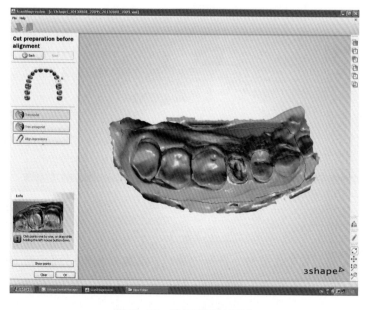

图 9 - 18　选择需要的区域

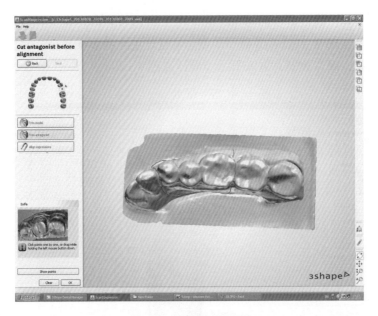

图 9-19　扫描对𬌗印模

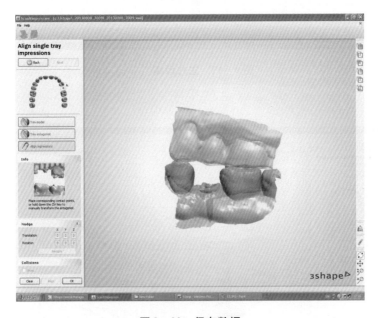

图 9-20　保存数据

（3）单个蜡型扫描（双套管内冠蜡型扫描）

①将蜡型取出，只扫描工作模型，且标记牙位；②将蜡型复位到代型上扫描工作模型；③将蜡型取出，但是不能改变代型的位置；④扫描完成，保存数据，进入下一步设计。

（4）联冠蜡型扫描（种植体上部修复桥体蜡型）

①将蜡型带入模型一起扫描；②将蜡型桥体或蜡型联冠取下，但是不能改变代型和牙弓的位置；③标记牙位；④扫描蜡型桥体或蜡型联冠；⑤逐个扫描不带有蜡型的单个

代型；⑥扫描完成，保存数据，进入下一步设计。

二、计算机辅助设计

计算机辅助设计操作步骤如下：

1. CAD 设计从确定修复体的就位道开始，利用辅助软件自动计算出共同就位道（图 9 – 21）。

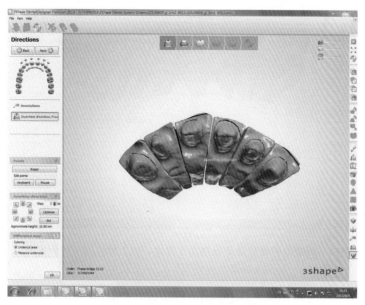

图 9 – 21　电脑自动计算共同就位道

2. 软件可以自动识别代型的边缘线，用一个"红铅笔"线模拟手绘将边缘标记出来（图 9 – 22）。需要强调的是，为了使修复体精确密合，在确定边缘线时必须十分

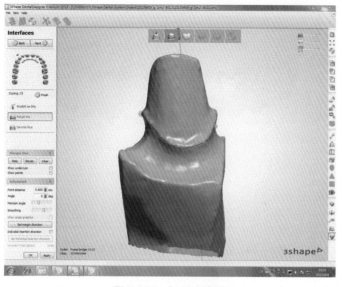

图 9 – 22　标记边缘线

准确，绝不可疏忽大意，软件的自动标记只能看作默认值，应该仔细检查每个"红铅笔"线所默认的边界是否正确，并通过手动调节边缘线进行必要的修改。

3. 确定间隙剂所需要的间隙，根据所需的加工材料选择相应的参数（图9-23）。

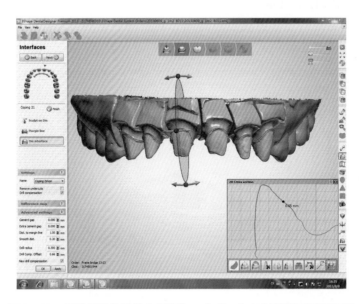

图9-23　间隙剂的参数设定根据加工方式、加工材料的不同而调整

4. 从软件的数据库中直接提取修复体牙形态（图9-24）。

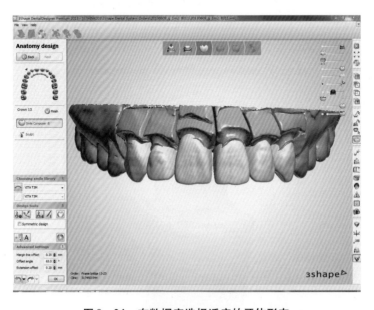

图9-24　在数据库选择适应的牙体形态

5. 调整咬合，将医生提供的个性化数值转移到已有的数字化𬌗架上，如医生没有

提供个性化的数值，可以将𬌗架设置为均值（髁导30°，贝内特角15°），进行前伸、侧方、后退等一切功能运动，若有𬌗干扰将呈红色显示出来（图9-25）。

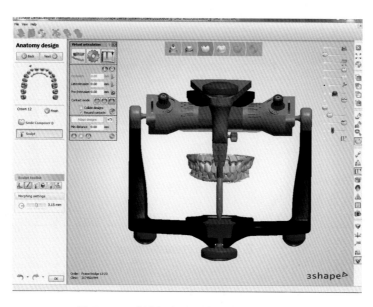

图9-25　在𬌗架上进行功能性咬合的调整

6. 设置瓷层的厚度，将自动回切修复体，调整基底冠形态（图9-26）。

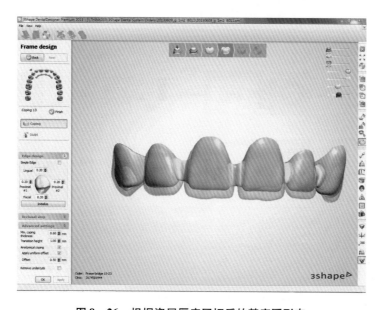

图9-26　根据瓷层厚度回切后的基底冠形态

7. 设计完成，现在对整个设计做最后一次检查，然后保存数据（图9-27）。

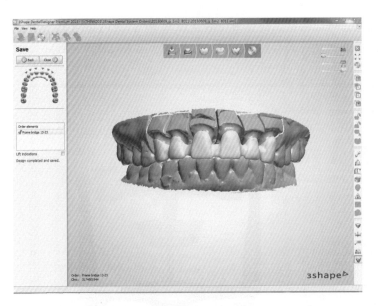

图 9 - 27　保存数据

第三节　计算机辅助制作（CAM）

　　口腔修复 CAM 的加工方法有很多种，在这里只介绍减法中的数控铣削技术和加法中的激光 3D 打印快速成形技术（图 9 - 28）。所有的 CAM 加工方法中不管是铣削还是打印都包括两部分内容：软件编程和数控加工。

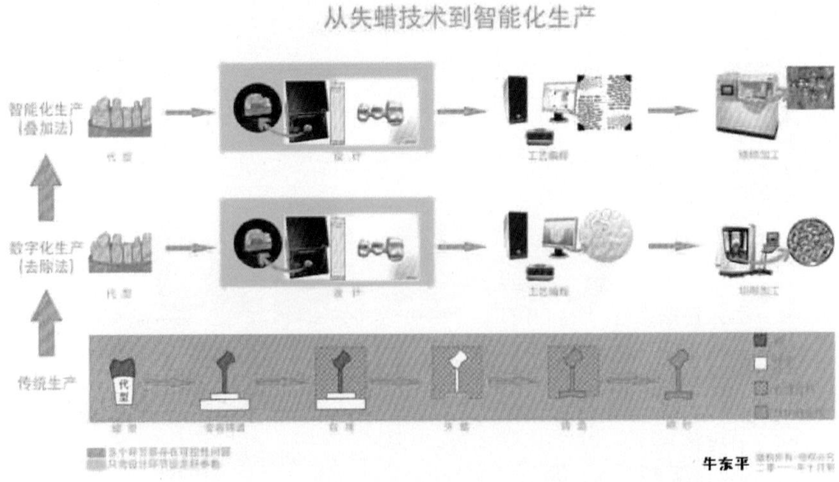

图 9 - 28　失蜡、加法、减法的对比

一、数控铣削技术

数控铣削技术利用精密数控铣床，将被加工的块状材料在计算机控制下，根据 CAD

所获得的表面三维数据进行多方向的综合加工。编程系统有多种可选，目前的 hyper-DENT® CAM 软件是一个全自动编程系统，是针对牙科实验室和牙科技术人员而特定开发的。从自动用户界面和倒凹检测到现在 5 轴铣削策略，hyperDENT 具有用于简单、高效、精确地构建桥接的创新功能。无碰撞加工、均分倒凹和加工模拟确保高度的流程可靠性。意在实现口腔基底架的精确数字加工。用户只需经过 10 个步骤的计算机操作就可以完成全部的数字加工。这种开放的 CAM 系统 hyperDENT 结合了多种强大的加工设计，并集成到现有的程序链中。这样，可以将不同厂家的扫描仪，CAD/CAM——系统和铣削设备组合在一起，还可以加工不同生产厂商的材料。

（一）编程步骤（图 9 – 29 ~ 9 – 38）

1. 选择机床
使用鼠标从现有列表中选择。

2. 读取毛坯
从预定义列表中选择毛坯材料：钴铬、氧化锆、纯钛、树脂、蜡。

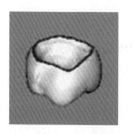
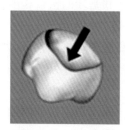

图 9 – 29　选择机床　　　　图 9 – 30　读取毛坯

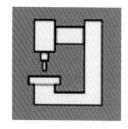
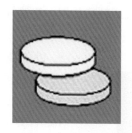
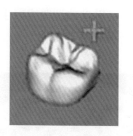

图 9 – 31　导入数据　　　图 9 – 32　设定铣削方向　　　图 9 – 33　识别修复体特征

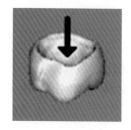
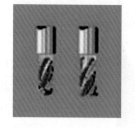
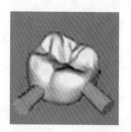

图 9 – 34　将修复体放入毛坯　　图 9 – 35　选择铣削策略　　图 9 – 36　设置连接柱

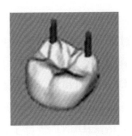
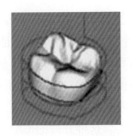

图 9 – 37   设置烧结柱   图 9 – 38   计算刀具路径

3. 导入修复体数据

可以使用测量功能进行预览，快速而可靠地读取修复体数据。此软件支持文件类型为".stl"，它是修复体数据的标准格式。

4. 设定铣削方向

使用倒凹检测可以轻松设定。

5. 识别修复体特征

hyperDENT 可以自动检测修复体的边缘线。边缘线是软件识别修复体冠内和冠外的标志线，也是保证修复体和基牙的密合程度的重要部分。

6. 将修复体放入毛坯

为了将必要的毛坯高度降至最低，可以倾斜修复体。此时，会以固定的刀具角度进行加工。

7. 选择铣削策略

只需点击一下鼠标，即可指定最佳的加工策略到任何的修复体。不同类型及材质的修复体都有特殊的策略来适合它（如锆基底冠、纯钛全冠、嵌体、基牙）。

8. 设置连接柱

连接柱可以自动设置或以手动模式精确放置。连接柱是为了保证修复体在切削过程中的正确位置。

9. 设置烧结柱

可以用鼠标将烧结柱移到所需位置。目的：对氧化锆烧结收缩起支撑作用。

10. 计算刀具路径

在计算刀具路径时，计算机软件会全面检查并避免碰撞。

（二）铣削加工

铣削加工是用铣削工具（刀具）将坯料或工件上不需要的材料剥离出去，使工件获得规定的几何形状、尺寸、和表面质量的加工方法（图 9 – 39）。

铣削设备：市面上用于牙科的数控机床

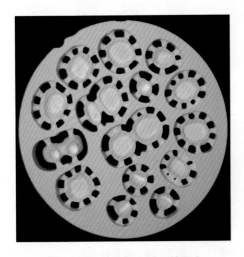

图 9 – 39   铣削后的氧化锆圆盘

种类繁多，各具优势。目前的数控机床主要有 KAVO（图 9 - 40）、西诺德的 CEREC 机床、DMG 机床（图 9 - 41）、WELAND 数控机床（图 9 - 42）。

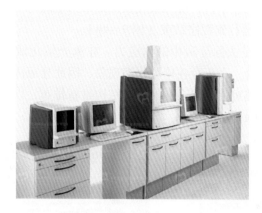

图 9 - 40　KAVO 机床

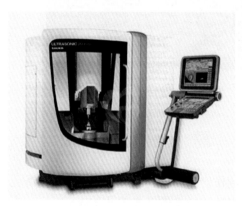

图 9 - 41　DMG 机床

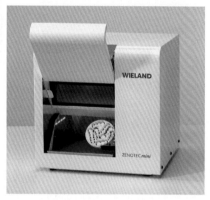

图 9 - 42　WELAND 机床

二、激光 3D 打印快速成形技术

（一）原理

激光 3D 打印快速成型技术，又称选择性激光熔融技术。该技术主要用 CAM bridge 编程软件将设计好的牙冠数据通过编辑，将三维数据进行分层切片，转换成机器能够识别的二维数据。它直接决定牙冠在激光成型时的工艺质量。使用的造型材料为钴铬金属粉末。先在工作台上均匀的铺一层很薄的粉末，激光束（直径 30 ~ 50um）在计算机的控制下，根据牙冠各层截面的坐标数据有选择地对钴铬粉末层进行烧结，完成后再进行下一层烧结。全部烧结完成后去掉多余的粉末，再进行打磨和应力释放后可获得牙冠。

（二）操作步骤

以机床 EOS M270 为例（图 9 - 43）。

（1）软件编程（同上）。

（2）清理工作室内粉末，确保工作室内的粉末清洁；检查机器，确保机器各部件运行正常，无故障；调整工作平台，确保激光在加工第一层时与工作平台完全接触。

（3）加工：机床正常运行到程序结束（图9-44）。

（4）应力释放的目的是去除牙冠中的内应力。在激光熔化成形时，金属粉末在激光束的能量作用下发生熔合，由于存在冷却收缩现象，因此牙冠内会产生比较大的内应力，成形后的牙冠通过加热可使金属内在的原子结构重新排布，以消除牙冠中的内应力从而防止牙冠发生变形现象。

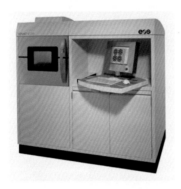

图9-43　EOS机床

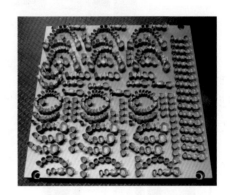

图9-44　EOS烧结后的桥架

思 考 题

1. 什么是计算机辅助设计和计算机辅助制作，它与传统工艺的区别？
2. 牙列信息的获取有几种途径？其中模型扫描的步骤及要求？
3. 计算机辅助制作中加法和减法有什么区别？

实验教程

实验一 模型的灌制

【目的要求】

掌握模型的灌制。

【学时】

4 学时。

【实验内容】

灌制模型。

【实验用品】

真空搅拌机、搅拌杯、振荡器、石膏调刀、电子秤、量杯（或石膏粉液配比机）、超硬石膏、硅橡胶印模一个、表面张力去除剂。

【方法与步骤】

1. 印模准备

在印模组织面，喷表面张力去除剂。喷完后，静置。

2. 量水、取粉

用量杯量水后，量杯应放在平面工作台上，观察量杯时应在水平面直视，以凹液面为准。添加或减少水的用量时，最好使用吸管。

3. 搅拌

先用石膏调刀初搅拌。初搅拌后的石膏糊不能有干粉存在，以防止机器在抽真空时，把干的石膏粉吸入真空管中，堵塞搅拌机。

4. 灌注印模

用工作台的气枪，先把印模内残留的表面张力去除剂吹干净。然后开始灌注印模。灌注印模的基本原则是，从高处到低处，从一边到另一边。灌注印模时，先灌注基牙部分。灌石膏糊的过程中，用左手控制印模，借助振荡器，控制石膏糊的流向与速度。

5. 脱模

印模灌注完成 1 小时之后，石膏达到了初凝，就可以脱模了。

【注意事项】

1. 水粉配比时，尽量减少误差。使用精度高的电子秤与量杯。

2. 搅拌器械要干净。初搅拌不能有干粉存在。

3. 灌注印模时，先从基牙开始，配合振荡器完成。

4. 石膏达到初凝后，再脱模。沿牙体长轴脱位，忌用暴力。

【实验评定标准】

1. 模型表面光滑、无气泡。

2. 模型厚度均匀、从龈缘下达到 12 ~ 15mm。

实验二　代型的制作

【目的要求】

掌握可卸代型制作的方法。

【实验内容】

制作可卸代型。

【学时】

24 学时。

【实验用品】

真空搅拌机、搅拌杯、振荡器、石膏调刀、电子秤、量杯（或石膏粉液配比机）、超硬石膏（流体）、模型修整机（干磨）、种钉机、代型切割机（或手锯）、底座成型器、8 倍放大镜、小锤、砂纸、502 胶水、代型钉、石膏分离剂、石膏硬化剂、代型间隙剂、填倒凹树脂、边缘线标记笔、技工用硅橡胶、人工牙龈硅橡胶套装。

【方法与步骤】

1. 修型模型：

用干式石膏修整机对牙弓进行修整，呈马蹄形。用砂纸打磨牙弓的底面，直到无砂带的痕迹为止。

2. 标记种钉的位置：

用标记笔在牙齿上标记出种钉的位置。

3. 种钉：

按标记好孔的位置，用打孔机在模型底面打孔。打孔完毕，将石膏渣清理干净后粘固代型钉。

4. 涂分离剂、选择底座成型器。

5. 调拌底座石膏。

6. 制作底座石膏。

7. 制作人工牙龈印模：

制取人工牙龈的印模时，其范围要根据修复的内容确定。

8. 分割代型：

人工牙龈印模制作完成后，用小锤轻轻敲击石膏底座，牙弓就与石膏底座分离。参照牙弓底部的石膏钉的位置，在牙弓上画出分割线。然后，使用代型切割机或（手锯）

分割代型。

　9. 粗修代型。

　10. 细修代型。

　11. 代型表面处理。

　12. 涂布间隙剂。

　13. 代型复位。

　14. 制作人工牙龈。

【注意事项】

1. 修整模型时，要求使用干磨机。

2. 标记种钉的位置，注意两钉之间的间距。

3. 粘固代型钉时，胶水不能太多。

4. 分割代型时，不能损伤邻牙、对侧牙。

5. 要求在放大镜下识别边缘线。

6. 代型处理后，不能形成新的倒凹。

【实验评定标准】

1. 牙弓高度适合，10~12mm。

2. 分割线相互平行，单个代型能自由抽取。每个代型固位良好。

3. 代型底面光滑、无气泡。代型就位到底后，与底座密贴无缝隙。

4. 代型间隙剂涂布均匀、无褶皱。

5. 边缘线识别准确，标记线纤细、连续。

6. 代型边缘线下的倒凹深度合适，邻牙、对侧牙无损伤。

实验三　金属烤瓷前牙基底冠桥的熔模制作

【技能目标】

1. 熟悉金属烤瓷前牙基底冠桥的桥体制作要点。

2. 掌握金属烤瓷前牙基底冠桥的制作流程。

【学时】

12 学时。

【实验内容】

21、22、23 金属烤瓷基底冠桥熔模的制作过程（其中 22 是桥体）。

【实验器材】

1. 工具：雕刻刀、滴蜡刀、手术刀、排笔、卡尺等。

2. 设备：浸蜡器、电蜡刀、放大镜、酒精灯。

3. 材料：浸蜡、颈部蜡、嵌体蜡、分离剂。

【方法与步骤】

1. 对代型进行预热，涂布分离剂

方法、要求：

① 将代型放置浸蜡器周围进行预热，以防止冠内出现横纹。

② 用小毛笔将分离剂均匀地涂布于代型表面，然后用吸水纸将代型表面多余的分离剂擦去。

③ 分离剂不可涂布过多，否者蜡会漂浮在代型表面形成凹凸部或皱纹，分离剂也可被蜡吸收影响蜡型的精确性。

④ 分离剂不可过稠，否则会形成厚膜，影响代型与蜡型的密合度。

⑤ 使用完后，一定要将瓶口盖严，以免粘度发生变化。

2. 浸蜡

方法、要求：

① 浸蜡时手臂应有良好的支点。

② 浸蜡时速度要均匀，不宜过快，否则会产生气泡；在浸蜡器内停留的时间不宜过长，否则会改变蜡的厚度。

③ 蜡液浸过颈缘肩台即可。

3. 恢复基底冠的外形

为了获得瓷层能有均匀的厚度，此步骤是必要的。

方法、要求：

① 恢复过薄的部位（如切角、舌侧边缘嵴）。

② 修整较厚的部位（如舌窝）。

③ 需要加厚的部位。

a. 切缘，根据同名牙的长度、弧度。

b. 邻接，根据制备牙量给予适当恢复。

c. 舌侧，根据同名牙舌面形态和对颌牙的咬合情况。

4. 添加颈缘蜡及金瓷交界线蜡

方法、要求：

① 用蜡刀切去颈缘 2mm，加红色颈部蜡封闭边缘。

② 接合要求：颈部蜡与浸蜡无接缝，内表面光滑。

③ 金瓷交界线设计原则：交界线应避开咬合接触区 1～2mm。

④ 金瓷交界线的位置：应放置在基牙舌侧颈 1/3 的两轴角处。

⑤ 如咬殆过紧，或咬于颈 1/3 区域，可设计为金属舌面背，制作舌面背要求恢复舌侧形态，边缘嵴，舌窝及外形高点，分界线清楚。

⑥ 完成的金－瓷交界线要设计合理，形态美观。

5. 前牙桥体的制作

方法、要求：

① 将盖嵴部涂布分离剂，然后用吸水纸将表面多余的分离剂擦去。

② 可选用成品桥体进行操作连接，也可根据缺隙大小用蜡线进行操作连接。连接时应注意蜡温不可过高，蜡量不可过多，少量多次将蜡滴精准的滴入连接处，这样可以防止蜡的应力释放不均匀而导致整个蜡熔模的变形。

③ 修整桥体的形态，可根据以下几个内容进行考虑操作：

a. 桥体的大小：应是侧切牙基本轮廓的缩小版，切缘与颈缘的长度应与同名牙相协调，唇面突度应与整体牙弓弧度相协调。

b. 倾斜的角度：矢状面观，切缘向唇侧，颈缘向舌侧；冠状面观，切缘向近中，颈缘向远中。

c. 盖嵴接触形式：一般多选用盖嵴式，由此种形式的桥体覆盖了缺失牙的大部分区域，减少了对牙槽嵴的接触。桥体的龈面是光滑的瓷面，舌侧只接触牙槽嵴的顶部，然后斜向拾面。颊侧的接触减少到最小，呈三角形。舌外展隙打开以便于牙线或牙签的清洁，并且没有组织接触压力。

6. 连接体的制作

方法、要求：

① 美观性：突出前牙的美观与个性化，唇、切、舌、龈端外展隙的打开。

② 自洁性：龈外展隙不能形成"V"形，应是缓缓的"U"形。桥体横截面的形态一般为短线型"丨"。

③ 强度

a. 厚度：连接体的强度与厚度的 3 次方成正比。

b. 宽度：连接体的强度与宽度成正比。

c. 长度：连接体的强度与长度的 3 次方成反比。

7. 修整边缘（用成形片将连接体切开，在放大镜下精修边缘）

方法、要求：

① 边缘高度密合。

② 边缘长短合适，无菲边或短缺。

③ 边缘的形态与代型相协调，肩台宽度明显者，蜡型边缘也相应做出凹形态，无肩台者应移行成薄刃状。

④ 再次放大镜下检查冠的边缘，重新就位后连接。

实验四　金属烤瓷后牙基底冠桥的熔模制作

【技能目标】

1. 熟悉金属烤瓷后牙基底冠桥的桥体制作要点。

2. 掌握金属烤瓷后牙基底冠桥的制作流程。

【学时】

18 学时。

【实验内容】

25、26、27 金属烤瓷基底冠桥熔模的制作过程（其中 26 是桥体）。

【实验器材】

1. 工具：雕刻刀、滴蜡刀、手术刀、排笔、卡尺等。

2. 设备：浸蜡器、电蜡刀、放大镜、酒精灯。

3. 材料：浸蜡、颈部蜡、嵌体蜡、分离剂。

【方法与步骤】

1. 对代型进行预热，涂布分离剂

方法、要求：

① 将代型放置浸蜡器周围进行预热，以防止冠内出现横纹。

② 用小毛笔将分离剂均匀地涂布于代型表面，然后用吸水纸将代型表面多余的分离剂擦去。

③ 分离剂不可涂布过多，否则蜡会漂浮在代型表面形成凹凸部或皱纹，分离剂也可被蜡吸收影响蜡型的精确性。

④ 分离剂不可过稠，否则会形成厚膜，影响代型与蜡型的密合度。

⑤ 使用完后，一定要将瓶口盖严，以免黏度发生变化。

2. 浸蜡

方法、要求：

① 浸蜡时手臂应有良好的支点。

② 浸蜡时速度要均匀，不宜过快，否则会产生气泡；在浸蜡器内停留的时间不宜过长，否则会改变蜡的厚度。

③ 蜡液浸过颈缘肩台即可。

3. 恢复基底冠的外形

为了获得瓷层能有均匀的厚度，此步骤是必要的。

方法、要求：

① 恢复过薄的部位（如牙尖、𬌗面边缘嵴、轴角处）。

② 修整较厚的部位（如𬌗面窝）。

③ 需要加厚的部位。

a. 牙尖，根据该患者的纵𬌗曲线、横𬌗曲线。

b. 邻接，根据制备牙量给予适当恢复。

c. 三角嵴，根据𬌗面形态和对颌牙的咬合情况而定，由静态和动态两种情况来确定给瓷层预留的空间。

4. 添加颈缘蜡及金瓷交界线蜡

方法、要求：

① 用蜡刀切去颈缘 2mm，加红色颈部蜡封闭边缘。

② 接合要求：颈部蜡与浸蜡无接缝，内表面光滑。

③ 金瓷交界线设计原则：交界线应避开咬合接触区 1～2mm。

④ 金瓷交界线的位置：应放置在基牙舌侧颈 1/3 的两轴角处。

⑤ 完成的金－瓷交界线要设计合理，形态美观。

5. 后牙桥体的制作

方法、要求：

① 将盖嵴部涂布分离剂，然后用吸水纸将表面多余的分离剂擦去。

② 可选用成品桥体进行操作连接，也可根据缺隙大小用蜡线进行操作连接。连接时应注意蜡温不可过高，蜡量不可过多，少量多次将蜡滴精准的滴入连接处，这样可以防止蜡的应力释放不均匀而导致整个蜡熔模的变形或翘动。

③ 修整桥体的形态，可根据以下几个内容进行考虑操作：

a. 桥体的大小：应是上𬌗第一磨牙基本轮廓的缩小版，牙尖的高度应参考全牙弓的纵𬌗曲线和横𬌗曲线。颈缘的长短应参考邻牙颈缘的高低。颊舌侧的外形高点应与前后牙相协调。

b. 倾斜的角度：矢状面观，𬌗缘略向近中，颈缘略向远中；冠状面观，𬌗缘向颊侧，颈缘向舌侧。

c. 盖嵴接触形式：一般多选用盖嵴式，由此种形式的桥体覆盖了缺失牙的大部分区域，减少了对牙槽嵴的接触。桥体的龈面是光滑的瓷面，舌侧只接触牙槽嵴的顶部，然后斜向𬌗面。颊侧的接触减少到最小，呈三角形。舌外展隙打开以便于牙线或牙签的清洁，并且没有组织接触压力。

6. 连接体的制作

方法、要求：

① 美观性：突出后牙的功能与美观性，唇、切、舌、龈端外展隙的打开。

② 自洁性：龈外展隙不能形成"V"形，应是缓缓的"U"形。桥体横截面的形态一般为短线型"－"。

③ 强度：

a. 厚度：连接体的强度与厚度的 3 次方成正比。

b. 宽度：连接体的强度与宽度成正比。

c. 长度：连接体的强度与长度的 3 次方成反比。

7. 修整边缘（用成形片将连接体切开，在放大镜下精修边缘）

方法、要求：

① 边缘高度密合。

② 边缘长短合适，无菲边或短缺。

③ 边缘的形态与代型相协调，肩台宽度明显者，蜡型边缘也相应做出凹形态，无肩台者应移行成薄刃状。

④ 再次放大镜下检查冠的边缘，重新就位后连接。

实验五　金属全冠的熔模制作

【技能目标】

1. 熟悉金属全冠的制作方法。

2. 掌握金属全冠的制作步骤。

【学时】

12 学时。

【实验内容】

26 金属全冠熔模的制作过程。

【实验器材】

1. 工具

雕刻刀、滴蜡刀、手术刀、排笔、卡尺等。

2. 设备

电蜡刀、放大镜、酒精灯。

3. 材料

颈部蜡、铸造蜡、分离剂。

【方法与步骤】

1. 对代型进行预热、涂分离剂

方法、要求：

① 将代型放置浸蜡器周围进行预热，以防止冠内出现横纹。

② 用小毛笔将分离剂均匀地涂布于代型表面，然后用吸水纸将代型表面多余的分离剂擦去。

③ 分离剂不可涂布过多，否则蜡会漂浮在代型表面形成凹凸部或皱纹，分离剂也可被蜡吸收影响蜡型的精确性。

④ 分离剂不可过稠，否则会形成厚膜影响代型与熔模的密合度。

⑤ 使用完后，一定要将瓶口盖严，以免引起黏度发生变化。

2. 观察模型是否咬合正常，无变形，无瘤子

观察模型是否咬合正常，无变形，无瘤子，然后分析偏𬌗类型为尖牙保护𬌗或组牙功能𬌗，作为修复颌面功能性形态的依据。

3. 制作基底冠

用加蜡器将代型表面均匀裹一层灰色基底蜡，或在浸蜡器中均匀浸一层基底蜡。

4. 在基底冠上形成平台

恢复平台以下的轴面形态，如：外形高点、邻接关系。

5. 确定𬌗罗盘原点，画出功能运动方向

牙尖交错𬌗状态下，对颌牙的主功能尖对应在平台的位置为原点并做出标记，以原点为中心，画出各种功能运动轨迹，形成𬌗罗盘。

6. 确定该牙尖的位置

根据𬌗罗盘和上下牙的咬合关系，确定各个牙尖的位置。

① 近中舌尖用绿色蜡球定位于即刻侧移范围之外。

② 远中颊尖用蓝色蜡球定位于后退运动范围之外。

③ 近中颊尖用黄色蜡球定位于前伸侧方运动线上。

7. 形成蜡柱

在确定的牙尖位置处加高成柱，牙尖的高度与整个牙列的𬌗曲线相吻合。根据𬌗罗盘，检查牙尖在做各种功能运动时无障碍。

8. 形成蜡锥

在蜡柱的基础上形成蜡锥，保证功能运动中蜡锥不能与对颌牙发生接触。

9. 设定咬合点的位置及数量

设计咬合接触点以标准接触点为基础应位于主动中位结构和被动中位结构上，使𬌗力沿牙体长轴方向传导。根据患者𬌗接触类型，确定接触方式；设计时应考虑前止接触和后止接触；如果是种植牙修复体或牙周状况不佳者要减少咬合接触点的数量；设计出咬合接触点并在对颌模型上标出。

根据对颌牙上设计的咬合触点，在蜡锥的相对应位置制作接触点要与上颌接触点相吻合，再根据𬌗罗盘检查在各种功能运动状态下有无阻挡。

① 上颌第一磨牙近中舌尖下方的三角嵴上找到一接触点为 9 号接触点。

② 上颌第一磨牙近中舌尖的近中舌斜面上找到一接触点为 5 号接触点。

③ 上颌第一磨牙近中舌尖的远中舌斜面上找到一接触点为 6 号接触点。

④ 上颌第一磨牙远中颊尖三角嵴靠近中央沟处找到一接触点为 4 号接触点。

⑤ 上颌第一磨牙近中颊尖三角嵴靠近中央沟处找到一接触点为 3 号接触点。

⑥ 上颌第一磨牙近中边缘嵴上找到一接触点为 1 号接触点。

⑦ 第一磨牙远中边缘嵴上找到一接触点为 2 号接触点。

⑧ 上颌第一磨牙远中舌尖的远中牙尖嵴上找到一接触点为 7 号接触。上颌第一磨牙远中舌尖的近中牙尖嵴上找到一接触点为 8 号接触点。

10. 做出𬌗面细微结构，完成𬌗面形态

做出𬌗面细微结构，完成𬌗面形态，根据𬌗罗盘再次检查各种功能运动状态下有无阻挡。

11. 颈部蜡型的修整

颈部蜡型必须与牙体密合，这关系到修复体的就位和预后。在𬌗架的可卸式代型或分段牙列工作模型上完成蜡型的𬌗面及轴面外形后，就可将代型从石膏模型上取出来，进行蜡型边缘的最后修正。将轴面已成型的熔模龈缘处切短 2mm，重新加颈部蜡于代型的颈部，使之覆盖整个边缘，蜡冷却后在放大镜下用雕刻刀去除多余的蜡片并修正光滑。修正时，在靠近代型边缘下的凹陷处，雕刻刀必须和石膏保持接触，并将雕刻刀微微加热，以确保雕刻刀不致将代型颈部边缘石膏破坏。

实验六　熔模安插铸道与包埋

【技能目标】

1. 掌握安插铸道步骤。

2. 掌握包埋的整个过程。

【学时】

12 学时。

【实验内容】

完成熔模的包埋过程。

【实验器材】

蜡线、滴蜡器、酒精灯、铸造底座、铸圈、石棉带、蜡型浸润剂、包埋材、包埋液、真空搅拌机、调刀。

【方法与步骤】

1. 选择铸圈和底座

选择合适的铸圈及底座。

2. 熔模用蜡安插到底座上

将完成好的熔模用蜡安插到底座上。

（1）铸道应合理布置，以便使铸腔能迅速和完全被充满。

（2）铸道总是应连接于铸件最厚的部位，以便使熔液从大截面处流向细小部分。这样一来，冷凝锋面即可从铸件细小边缘开始，经过铸件较粗的部分而推向铸道。

（3）铸道应与殆面成45°角，以便使熔液能无方向剧烈变化地流入铸腔中。

（4）铸道的安插均应从所谓的热中心出发，这就是说，铸件不应位于铸圈的热中心处，而应位于铸圈边缘处。但是铸件也不应太靠近边缘，而是应留有足够厚度的包埋料。这样冷却就从铸圈边缘开始并经铸件向铸圈中心进行，以保证位于铸圈热中心的铸道最后冷却。

（5）铸道应光滑、无棱角，与铸件连接处应是圆滑过渡，防止包埋料被熔液总蚀掉。

3. 铸圈内放置石棉带

提供膨胀的空间，否则包埋料的膨胀会受到铸圈的限制。

（1）在铸圈内涂一薄层凡士林。

（2）根据铸圈的周长测量石棉带的长度，切断在其内面涂一薄层凡士林，并放入铸圈内。

（3）内衬两端应轻微重叠，其上下端比铸圈两端低3mm。

4. 消除熔模的表面张力

（1）用表面浸润剂喷于熔模表面，喷口应至熔模的距离为30~40mm。

（2）可用嘴吹气或轻型气枪，将熔模表面的浸润剂迅速吹干燥。

5. 包埋

（1）擦干容器将量好的粉和液倒入。

（2）用调拌刀混合，不能有干粉存在。

（3）扣好容器盖，打开真空搅拌机，拧紧容器，开始真空搅拌。

（4）搅拌完成后，将铸圈放在振荡器上。一手按住铸圈，一手拿好搅拌好的包埋料，打开振荡器，准备包埋。

（5）使混合的包埋料顺着铸圈边缘倒入，接近熔模时停下。

（6）一手按住铸圈，一手拿滴入器蘸包埋料，小心地将包埋料滴入冠内细微地方。注意不能将气泡混入。

（7）待熔模内都滴满时，将包埋料注满铸圈。

（8）在取掉底座及把铸圈放入焙烧炉之前，让铸圈在架台上硬固至少45分钟。

【注意事项】

1. 石膏凝结型包埋料具有很光滑的表面，因此相应铸件的表面也很光滑。

2. 准确遵守粉液配比是保证铸件尺寸精度和表面质量的决定性因素。称重量是唯一可用的方法。标有重量的袋装产品，也应经常进行质量检查。曾经发现袋装品的重量偏差很大。为了计量水，可采用小截面的量杯．滴液管或量瓶。

3. 包埋料都应当用机器进行真空搅拌。应当遵守厂家给定的搅拌时间。搅拌时间过长，则会使石膏凝结型包埋料具有较大的膨胀，但对磷酸盐凝结型包埋料来说，其作用恰恰相反，也就是降低膨胀率。

4. 粉和液的温度对凝固膨胀起着重要作用，因此，粉和液和温度应常年保持恒定。

5. 接触包埋料的一切器械，必须保持清洁干净。

6. 绝不许把接触石膏系包埋料的器械与接触磷酸盐系包埋料的器械混用。

实验七　去蜡、焙烧与铸造

【技能目标】

1. 了解去蜡与焙烧的步骤。

2. 掌握铸造的时机和步骤。

【学时】

8学时。

【实验内容】

完成去蜡、焙烧与铸造的整个过程。

【实验器材】

茂福炉、高频离心铸造机、坩埚、铸造合金、技工镊、铸圈夹。

【方法与步骤】

1. 去蜡目的

（1）去除铸型中的湿气。铸圈在加热时，凝固的包埋料中所含的大量水分被气化，并把蜡模熔化后所形成的蜡液从铸腔中排挤出来。

（2）初步形成熔模腔。去除了铸圈中包埋的易挥发的蜡或形成蜡型的塑料后，光滑的铸腔就初步形成了。

2. 去蜡方法

（1）将铸圈放在电炉内以每分钟2℃缓慢地加热到270℃（加热第一阶段）。

（2）将铸圈口朝下放置，让大多数的蜡以液体形式流出。

（3）将铸圈翻过来，使铸圈口朝上。

（4）每多加一个圈，需延长5分钟。

3. 焙烧目的

（1）去除铸型腔或包埋料缝隙中蜡的碳质残留物。

（2）把铸型温度升高至适当水平以接受铸造时流入的熔融金属。

（3）通过温度的上升使包埋料产生必要的膨胀以补偿铸造和冷却时金属的收缩从而制成非常密合的铸件。

（4）通过控制温度来防止过度加热对包埋料造成的破坏，这种破坏将使金属材料中的微粒结构变粗糙．变脆弱，又会导致铸型壁破裂进而使金属材料被硫化物污染。

4. 焙烧

（1）再次将炉内的铸圈倒放置炉盘上，保持30分钟，然后再将铸圈翻过来。

（2）以每分钟4℃~5℃的速度升温至580℃，之后保温30~40分钟（加热第二阶段）。

（3）以每分钟7℃的速度，把铸圈加热至所需的终端温度。

5. 铸造前的准备

（1）金属称重。

（2）坩埚预热。

① 可延长坩埚使用寿命。

② 可避免冷的坩埚，延长熔化合金所需要的时间。

（3）选择铸造机（离心铸造机）。

6. 铸造

（1）打开电源开关，使机器预热5~10分钟，观察电源。电压指标及风冷系统是否正常。

（2）打开机盖，使水平杆指针正对电极刻线。

（3）放置坩埚，在坩埚内放入称量好的合金。

（4）将铸型夹放在"V"型托架上，调整托架使铸型铸道口的位置对准坩埚口，调整平衡配重，旋紧压紧螺母，盖好机盖。

（5）按动熔解钮进行熔解。

（6）通过观察口观察合金熔解过程，掌握好铸造时机。

（7）按动铸造按钮，此时铸造指示灯亮，水平杆迅速转动：将液态金属注入铸模腔中，铸造时间10~20秒。

（8）按停止按钮完成铸造。

（9）待水平杆停止转动后，打开机盖，对准刻度线使工作线圈冷却，取出铸圈，清理坩埚。

（10）铸造完毕后，继续冷风吹 5 分钟后才可关闭。

实验八　铸造金属全冠的打磨抛光

【技能目标】

1. 了解金属全冠打磨抛光技术中每个步骤的目的及其意义。

2. 熟悉金属全冠打磨抛光技术中的注意事项。

3. 掌握金属全冠打磨抛光技术的步骤方法及要求。

【实验内容】

1. 利用放大镜，选用合适的工具将全冠准确无误地就位到工作模型上。

2. 利用机械加工的方法，打磨、抛光金属全冠，以达到解剖生理等要求。

【学时】

8 学时。

【实验用品】

1. 实验器械

放大镜、直手机、金刚砂车针、各型长柄砂石、夹持针、金属卡尺、笔式喷砂机、蒸气清洗机等。

2. 实验材料

布轮、绒轮、抛光橡皮轮、橡皮棒、抛光剂、砂片、复写纸、100 目氧化铝砂等。

【步骤与方法】

先由教师示教，然后学生按示教步骤及方法完成右上 6 金属全冠的打磨抛光。

1. 除砂

（1）用 100 目 AL_2O_3 砂将铸件表面粘附的包埋料及氧化物彻底去除干净。

（2）转动铸件均匀冲刷、以防变薄。

（3）掌握好压力，用笔式喷砂机在 $(2\sim4)\times10^5\,Pa$ 压力下进行。

2. 去除残余铸道

利用石砂轮或超硬磨头将铸道残余部分磨平，使铸件外观整体协调，线条流畅。

3. 铸件就位

（1）在放大镜下操作，去除冠内的障碍点及边缘的锐角、菲边，使边缘准确无误地过渡到代型边界上。

（2）可在代型上涂布显示液，轻轻戴入铸件，将压力点显现出来，而后去除使之完全就位。

（3）掌握好力度，不可损伤代型。

4. 邻接关系的调整

（1）调整邻接时，不要用太大的侧向力，以免损伤邻牙。

（2）用复写纸标志出邻面的压力点，选用合适的磨头将压力点逐步打磨掉，使之与邻牙接触面相吻合。

（3）打开所有外展隙，以利于咀嚼时食物的排益和良好的自洁作用。

5. 咬𬌗关系的调整

（1）调𬌗顺序：先调正中𬌗，再调侧方𬌗，最后调前伸𬌗。

（2）将咬𬌗纸放在牙弓之间，使粗糙面朝向义齿，轻拍几次后，用合适的磨头磨去早接触点，反复几次调整来消除咬𬌗早接触，使牙弓内的压力取得平衡。

（3）保护好功能尖，形成平衡𬌗。

（4）恢复𬌗面形态。

6. 铸件的高度抛光

（1）抛光原则：由粗磨→细磨→平整→光洁→高度光亮。

（2）利用橡皮轮，橡皮棒对铸件表面进行平整，使铸件表面达到光洁。

（3）利用布轮或绒轮蘸取抛光剂，用机械加工的方法反复磨擦铸件表面，使其高度光亮。

7. 铸件的清洗

用蒸汽清洗机彻底去除工件上的线条抛光剂。

【注意事项】

1. 去除残余铸道时，磨除过多会损伤修复体的形态，磨除太少会影响修复体的形态和功能。

2. 边缘的打磨须在代型上借助放大镜下进行，不可徒手加工。

3. 就位时不能强行加压，以免损伤代型。

4. 调𬌗时，要选用合适的磨头调整，防止调磨过多影响咬𬌗接触关系。

5. 使用𬌗架调整时，用力适中，防止对模型、对𬌗架的损伤。

【实验报告及评定】

1. 总结金属全冠磨光的步骤、方法及要求。

2. 评定操作步骤中的方法及注意事项。

3. 评定项目

（1）修复体就位后的密合程度，有无晃动。

（2）边缘封闭情况。

（3）邻接的位置、大小及松紧情况。

（4）咬𬌗接触情况。

（5）表面抛光效果。

（6）符合解剖生理要求情况。

实验九 金属烤瓷冠桥的表面加工

【技能目标】

1. 了解金属烤瓷冠桥表面加工技术每步骤的目的及其意义。

2. 掌握金属烤瓷冠桥表面加工技术的操作步骤、方法及要求。

【实验内容】

1. 采用机械方法加工，使冠桥完全就位到工作模上，密合无翘动。

2. 采用机械加工方法，选用合适的磨头处理表面，使基底冠与瓷饰面更好的结合。

【学时】

24 学时。

【实验用品】

1. 实验器械

直手机、夹持针、金属卡尺、放大镜、喷砂机、清洗机等。

2. 实验材料

砂片、金刚砂车针、钨钢钻、氧化铝砂石、100 目氧化铝砂等。

【方法与步骤】

先由教师示教、然后学生按示教步骤及方法完成右上 123 金属烤瓷桥的表面加工

1. 除砂

（1）用 100 目 AL_2O_3 砂将铸件表面粘附的包埋料及氧化物彻底去除干净。

（2）转动铸件均匀冲刷、以防变薄。

（3）掌握好压力，用笔式喷砂机在 $(2 \sim 4) \times 10^5 Pa$ 压力下进行。

2. 去除残余铸道

利用石砂轮或超硬磨头将铸道面残余部分磨平，使铸件外观整体协调，线条流畅。

3. 铸件就位

（1）在放大镜下操作，去除冠内的障碍点及边缘的锐角、菲边，使边缘准确无误地过渡到代型边界上。

（2）可在代型上涂布显示液，轻轻戴入铸件，将压力点显现出来，而后去除使铸件与代型完全吻合，无翘动。

（3）掌握好力度，不可损伤代型。

4. 冠桥表面加工

（1）必须用卡尺对铸件进行多点测量，来调整内冠厚度，并保持在 $0.3 \sim 0.5mm$。

（2）打开所有外展隙，但保证连接体强度，防止冠桥发生挠曲变形。

（3）凡拟烤瓷的部位都应朝一个方向由粗到细打磨平整，使表面光滑圆钝，以利金瓷结合。

【注意事项】

1. 处理冠边缘时，必须借助放大镜在代型上操作，不能徒手加工。

2. 内冠边缘应准确无误地过渡到代型边界上，无悬突。

3. 颈缘宽肩台处应加工出相应的凹陷。

4. 任何一步操作都不能损伤代型。

5. 打磨不同种材质铸件时，工具应分开使用。

6. 应避免局部加工过薄，降低强度。

【实验报告及评定】

1. 总结金属烤瓷桥表面加工的步骤、方法及要求。

2. 评定操作过程中方法及注意事项。

3. 评定每步骤的操作技能及结果。

实验十　金属烤瓷饰面瓷的制作

【技能目标】

1. 了解堆瓷的基本方法。

2. 掌握各个瓷层堆筑的方法步骤。

3. 熟悉烤瓷炉的操作及烧结的方法。

【实验内容】

1. 在金属烤瓷基底冠上进行喷砂，除气预氧化。

2. 在表面处理完成的金属基底冠上进行瓷层的堆筑及烧结。

3. 烧结完成的瓷饰面冠的外形修整及染色和上釉。

【学时】

46 学时。

【实验用品】

1. 实验设备及工具

蒸汽清洗机、超声波清洗机、喷砂机、真空烤瓷炉、技工打磨手机、各种型号毛笔、雕刻刀、回切刀、调拌刀、夹持钳、调瓷板、毛巾、比色板、水杯、显微镜，金刚砂石车针、薄砂片、抛光轮、橡皮轮、卡尺、铅笔、烤瓷耐火盘。

2. 实验材料

无水酒精、遮色糊剂、各种瓷粉、80 目氧化铝砂、抛光膏、吸水纸巾、咬合纸。

【方法与步骤】

本实验将设计 22 缺失的 21、22、23 修复的金属烤瓷桥的瓷饰面修复，以下操作均按照该修复体的设计及要求进行

一、金属基底冠的表面处理

对金属基底冠瓷的结合面的处理是为了使饰面瓷材料与基底冠冠获得良好的结合，一般包括喷砂处理，清洗，除气和预氧化。

1. 喷砂处理

在喷砂机下以 2～4Pa 的压力下，在喷嘴距基底冠表面 1cm 左右高度和 45°的倾角下以 80 目的氧化铝砂对金属基底冠表面进行喷砂处理，去除表面的附着物及氧化物，形成微观的粗化面。

2. 清洗

金属基底冠在喷砂后用蒸汽清洗机清洗，然后放入超声波清洗机用无水酒精清洗 2 分钟后取出，注意清洗后的基底冠绝不允许再用手触摸，只能用干净的夹持钳夹取。

3. 除气和预氧化

将金属烤瓷桥基底冠置于烤瓷耐火盘的钉销上，放入真空烤瓷炉内按照所用材料的操作说明掌握除气预氧化的时间和温度，一般高于烤瓷的烧结温度 30℃左右，保持 3～5 分钟，真空度达到 10.1kPa 并放气，在空气中预氧化 5 分钟后取出冷却，避免用手接触或污染。

4. 注意事项

烧结氧化后可以反映金属表面的洁净程度，金属表面的氧化层的颜色应均匀一致，无色斑，如果一旦出现色斑，就需要再次用氧化铝喷砂，并在清洗后重新进行氧化处理。

二、瓷层的构筑堆塑

1. 遮色瓷的涂塑

遮色瓷的涂塑，又称为不透明瓷，是牙冠底层颜色的主体和基础。根据选定的颜色型号来选择遮色瓷，遮色瓷有糊剂和粉剂两种。

（1）要求 涂塑遮色瓷时要求能均匀的涂布在金属基底冠的表面，以最薄的厚度达到遮色效果，一般粉剂为 0.2～0.3mm，糊剂为 0.15mm 左右。

（2）方法 将粉剂或糊剂调拌后，震动调拌用的玻璃板。去除其中气泡，将稠稀度合适的瓷泥按适当的厚度涂布在基底冠的表面，注意外展隙及桥体的基底以及边缘要厚薄均匀一致，尤其注意两桥基牙间牙龈外展隙处遮色瓷的涂布，完成后，轻轻振荡均匀，置于烤瓷炉内，按操作说明的程序进行烧结，遮色瓷一般需两次涂布。

（3）注意事项 遮色瓷涂布后重点检查外展隙，边缘，龈外展隙等细微位置，注意基底冠内不要有遮色瓷以防就位不良。烧结后若瓷层过薄不能遮盖金属颜色，可再次涂布烧结，若过厚表面有气泡形成，则用砂石轻轻打磨气泡，清洗后进行修补烧结。

2. 牙本质瓷的涂塑及回切

（1）涂塑的方法 取适量颜色匹配的牙本质瓷粉置于玻璃板上，用专用液将瓷粉混合成奶油状，首先将颈部瓷堆筑在颈部区域，然后根据对侧同名牙堆筑牙冠的外形，操作中注意用吸水纸巾吸出多余水分，最后堆筑的牙冠外形与最后完成的实际牙冠外形一致，切缘稍微厚 2mm。为下阶段进行的牙本质瓷层的回切做标志。

（2）回切 牙本质瓷的回切是非常重要的步骤，能使制成的牙冠呈现良好的包绕效果和美观移行。

1）唇面的回切　牙齿唇面是一个弧形面，因此不能从切端到牙颈部作为一个平面进行切削。应从切 1/3 处和中 1/3 处分两次回切，首先从牙本质瓷的切端唇边缘 1mm 出画线标记，并在切 1/3 处做出标记，进行回切，再沿中 1/3 处的平面切削瓷层，用毛笔抹平修整两平面的棱角，使之成为曲面，最后用刀片检查牙本质瓷层的厚度，未烧结前的牙本质瓷厚度最少为 0.7mm

2）邻接面的回切　首先画回切标记线，画一条距邻牙 1mm 切龈向的标记线，同时在舌面画标记线，在切端标出指状沟的位置，然后依标记线进行回切。

3）指状结构的形成　与天然牙发育的相应的牙釉质内存在指状的牙本质结构，参照所画线标记，从切端到中 1/3 与切 1/3 交界处刻上 "V" 形沟，用毛笔修整。

3. 切端瓷的涂塑

具有半透明性，一般位于切端 2/3，堆筑时，应先在切端堆筑，然后从切端向牙体部推进，覆盖牙本质瓷并作出与指状结构相似的形态，其外形比最终的形态稍小或相近。

4. 透明瓷的涂塑

完成切端瓷的涂塑后，用透明瓷覆盖整个唇面。考虑到烤瓷收缩和外形修整，涂塑后的牙冠要比完成的牙冠大 15% 左右，以补偿烧结时的收缩。

5. 舌侧瓷及邻面瓷的涂塑

为了在切端的舌侧产生釉质包绕的效果，首先在舌侧面切削一层瓷泥，此时在切削面应能看到清晰的牙本质瓷，切端瓷，透明瓷的分界层次，然后在表面构筑透明瓷。最后从模型上取下冠桥之后，在邻接面用切端瓷和透明瓷构筑邻接区域。

6. 烧结完成

将堆筑完成的冠桥，用湿润的毛笔清洗牙冠内部，防止瓷粉残留在组织面而影响就位，然后用毛刷将整个瓷层表面刷平，最后放在烤瓷耐火盘上，置于真空烤瓷炉内按规定程序进行烧结。

三、外形修整

1. 就位

将基牙代型取下，在显微镜下检查修复体在代型上就位情况，如有阻挡，用金刚砂石进行调磨使其顺利就位，然后将代型在模型上复位并检查复位情况，修复体邻面与邻牙间放入单层咬合纸，并找出高点进行调磨，邻接的松紧以单层咬合纸有阻力抽出不破损为原则。邻接就位完成后调整盖嵴部，调整盖嵴时在模型上只保留该盖嵴两侧的代型，其余全部取下，将咬合纸置于修复体盖嵴面与牙槽嵴之间，在正上方施加压力并找出高点，进行磨除。

2. 调整咬合

检查咬合关系，在修复体和对颌牙之间放入咬合纸，模拟上下颌开闭口运动和侧方前伸运动，找出高点进行调磨，咬合接触要均匀，无早接触点。

3. 修整唇面外形

参照对侧同名牙的外形，用铅笔画出轮廓线条，用砂石按照所画的轮廓进行修整，应用卡尺检查厚度，连内冠不得低于 1.5mm 的厚度。堆塑不足的部位应及时进行追加。

4. 修整外展隙

确定中线及长轴方向，用薄砂片在修整外展隙及轮廓，以突出立体感。龈外展隙不易过深过宽应与对侧牙协调一致。

5. 修整舌侧外形及金瓷交界线外形

用小柱状砂石制作前牙舌窝的外形，注意不能破坏咬合关系并兼顾舒适美观性。并用修整金瓷交界线使其移行，高度光洁。

6. 修整表面细节

用尖细金刚车针在水湿润的条件下根据对侧同名牙的表面纹理来模仿制作，制作完成的表面细节与对侧同名牙一致，与天然牙协调美观。

四、染色和上釉

1. 方法

在修整好外形的烤瓷涂刷一层薄而透明的玻璃釉，使其有天然牙的光泽度，然后根据同名牙及邻牙的颜色特点，使用染色剂进行染色，以达到自然，个性的美学效果。

2. 注意事项

（1）用蒸汽清洗表面打磨瓷粉的粉尘和杂质

（2）在冠表面均匀涂刷釉液及染色后，应对照比色板及个性化效果图进行调整。

（3）注意釉液不能过厚，否则会影响表面细微的结构和外形

（4）按正常程序烧结，烧结后若色泽不佳，需磨除表面釉面，清洗后重新上釉。

五、打磨、抛光

对舌侧金属带按常规进行打磨抛光，抛光后边缘呈圆滑的连续曲线，与基牙密合，无悬突。

六、注意事项

1. 金属基底冠喷砂时，要转动铸件，使各轴面喷砂均匀。喷砂清洗后，基底冠应避免被污染。

2. 在堆瓷过程中动作要轻柔，不能用力挤压瓷泥，震动幅度不能过大，防止变形或崩塌。

3. 瓷粉稠稀度适当，过稀不易成形，过稠容易产生裂痕和气泡。

4. 堆筑时用力均匀，各层涂布不得混合掺杂，同时要注意吸水，避免水分过多影响颜色及烧结后的色泽效果。

5. 烧结前应充分干燥瓷层。烧结次数不宜过多，否则会影响色泽及增加瓷裂的可能。烧结后应在室温下缓慢的冷却。

6. 形态修整时应注意对模型的保护，避免损伤模型。

7. 形态修整应注意瓷层的厚度不得低于 1.5mm，过薄时应及时追加。

8. 上釉染色前必须仔细的清洁修复体避免影响光洁度及色泽。

【实验结果的评定】

1. 金属基底冠表面处理的情况。

2. 遮色瓷涂布的效果。

3. 堆筑瓷层及烧结的情况和效果。

4. 外形修整的情况及效果。

5. 染色，上釉，打磨抛光的效果。

6. 金属烤瓷饰面修复完成后的效果。

固定义齿工艺技术教学大纲

一、课程的性质和任务

固定义齿工艺技术是三年制中等职业技术教育口腔修复工艺技术专业学生的一门必修的专业基础课程。本课程全面介绍了固定义齿工艺技术的工艺流程，主要内容包括固定义齿概述、印模、工作模型与代型、熔模、铸造技术、表面加工技术、焊接技术、瓷饰面技术以及计算机辅助设计和计算机辅助制作等内容。通过本课程的理论和实践学习，使学生掌握固定义齿工艺技术的基本知识以及整个固定义齿的工艺技术流程，使学生具备设计和制作各种类型的固定修复体的技能，把学生培养成能适应实际工作的专业型，技术型的人才。

二、课程教学目标

（一）知识教学目标

1. 熟悉固定义齿的类型及特点。
2. 掌握固定义齿的工艺技术流程。
3. 熟悉激光焊接技术的特点。
4. 对 CAD/CAM 技术有充分的认识。

（二）能力培养目标

学会各种类型固定修复体的制作方法。
学会固定义齿制作过程中常用的设备及器材的使用和保养。

（三）思想教育体系培养目标

1. 培养学生良好的职业道德和敬业精神。
2. 培养学生具备爱钻研和能吃苦的学习精神。

三、学时分配

教学内容与顺序	学时数	
	实践数	理论数
第一章　固定义齿概述		4
第二章　印模		2
第三章　工作模型和代型	28	6
第四章　熔模	42	8
第五章　铸造技术	20	6
第六章　铸件的表面加工	32	6
第七章　焊接技术		2
第八章　瓷饰面技术	46	12
第九章　计算机辅助设计和计算机辅助制作		4
合计	168	46

四、教学内容和要求

教学内容	教学要求		
	了解	熟悉	掌握
第一章　固定义齿概述			
第一节　固定义齿的种类及其特点			√
第二节　固定修复体应具备的条件		√	
第三节　固定义齿的工艺技术流程			
一、传统工艺与 CAD/CAM 工艺的区别	√		
二、固定义齿的工艺技术流程			√
第二章　印模			
第一节　印模的消毒与检查		√	
第二节　印模的处理			√
第三章　工作模型和代型			
第一节　模型制作			√
第二节　可卸代型的制作			
一、精密固位系统			√
二、模型精度控制系统		√	
第三节　代型的修整			√
第四节　人工牙龈的制作		√	
第五节　上𬬻架		√	
第四章　熔模			
第一节　制作熔模的器材	√		
第二节　准备代型		√	
第三节　制作熔模			
一、制作熔模的方法			√
二、嵌体熔模的制作		√	

教学内容	教学要求		
	了解	熟悉	掌握
三、金属全冠的熔模制作			√
四、金属烤瓷基底冠桥熔模制作			√
五、热压铸造陶瓷基底冠熔模制作	√		
六、树脂饰面冠桥基底熔模制作	√		
第五章　铸造技术			
第一节　安插铸道			√
第二节　包埋			
一、包埋前的准备	√		
二、包埋材料		√	
三、膨胀过程的控制		√	
四、包埋方法			√
第三节　去蜡焙烧			√
第四节　铸造			√
第五节　铸件的冷却、拆包埋和铸造缺陷分析		√	
第六章　铸件的表面加工			
第一节　表面加工的技术类型	√		
第二节　表面加工技术		√	
第七章　焊接技术			
第一节　激光焊接技术			√
第二节　焊料焊接技术	√		
第八章　瓷饰面技术			
第一节　瓷饰面制作前的准备	√		
第二节　瓷饰面制作工具、材料及设备	√		
第三节　基底冠的表面处理			√
第四节　堆瓷的基本方法		√	
第五节　金属烤瓷的堆瓷技术			√
第六节　全瓷的堆瓷技术		√	
第七节　树脂瓷的堆瓷技术	√		
第八节　染色与上釉		√	
第九节　常见的问题及分析		√	
第九章　计算机辅助设计和计算机辅助制作			
第一节　概述	√		
第二节　计算机辅助设计			√
第三节　计算机辅助制作		√	

五、大纲说明

1. 本教学大纲仅供 3 年制口腔修复工艺技术专业教学使用，总学时 214 学时，其中理论教学 46 学时，实践教学 168 学时。

2. 本课程对理论部分教学要求分为掌握、熟悉、了解三个层次；对实践技能要求分为了解、学会、熟练三个层次。